はじめに

以前の私は、健康診断のたびに、「貧血」「低血圧」などを指摘される虚弱体質でした。ところが、ヨガを始め、食事療法を実践すると、めまいが減り、顔色がよくなるという変化が現れたのです。効果を実感し、コツコツ続けました。その結果、健診結果は良好、ヨガ講師も務めさせていただくほどの健康体になったのです。『今が一番健康』、日々この言葉を更新できるよう、毎日を大切に積み重ねています。

『いつまでも健康・いつまでも若く・いつまでも美しく』とは、多くの女性が願うことです。そのために大切なのは、特別な道具や知識、きつい努力ではなく、

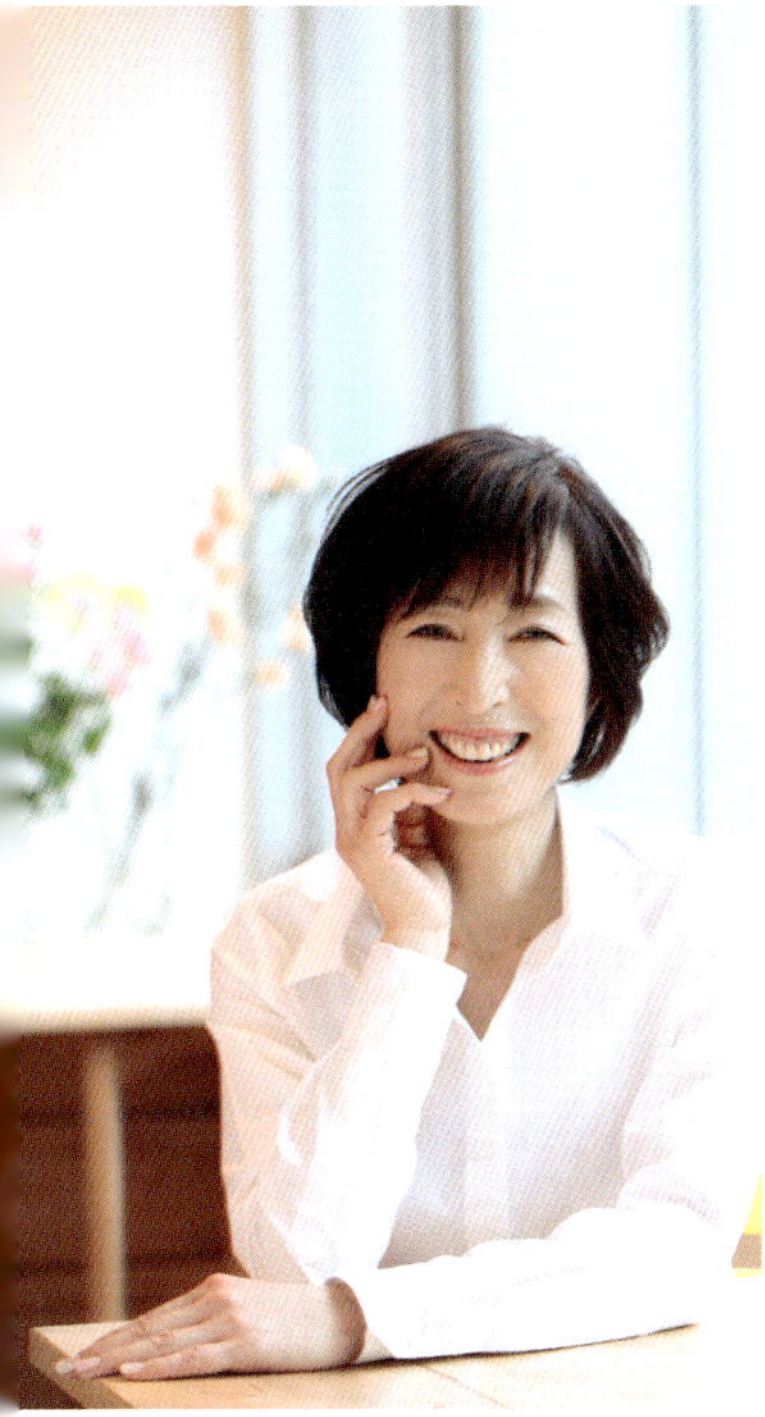

「運動」「食事」「ものの考え方」と、それらの「継続」であると私は考えます。そこで、どこでもできるストレッチや、薬に頼らない体を作る食事など、日常に取り入れやすい事柄を主にご紹介します。若さと健康を保つきっかけをつかんで、あなたの秘訣にして下さい。

長田一美

<参考図書>

『食生活が人生を変える』
東城百合子著(三笠書房)

月刊『あなたと健康』
東城百合子著(あなたと健康社)

『世界でいちばん自分を愛して』
中野裕弓著(日本文芸社)

CD『ヴォルテックスライフ』
中野裕弓(コスモユニティ)

『からだの自然治癒力をひきだす「毎日のごはん」』
大森一慧著(サンマーク出版)

『マワリテメクル小宇宙』
岡部賢二著(ムスビの会)

『実践リフレッシュ』
倉本英雄著(四国新聞社)

『若返りの戦略』
レネ・カリエ/レオナルド・クロス著　荻島秀男訳(医歯薬出版)

Part 1

エイジングケアを始めよう

1

“心”と“しぐさ”を整えて
エイジングケアを始めよう

美しくあり続けるためには、“心”と“しぐさ”を整えることが大切。
まずは、“明るい心”と“美しいしぐさ”を手に入れることから
エイジングケアを始めてみましょう。

Part

エイジングケアで大切なこと

いつまでも美しくいるために
エイジングケアで大切にしたい
大きな3つの要素

1 "明るい心"と"美しいしぐさ"

明るく元気な心は、美しさを保つ上でとても重要な要素。前向きな意識を心がけたり、常にワクワク・ウキウキすることが大切です。落ち込んでいる時や悲しい時、私達の胸は自然と縮まってしまうもの。すると、姿勢が崩れ、しぐさまで美しくなくなってしまうのです。"心"と"しぐさ"は、とても深い関係。だからこそ、この2つを意識することで、"明るい心"と"美しいしぐさ"を手にすることができます。

← P12へ

2

美しくなるための"食事法"

私達の体は毎日の食事で作られています。だから、食事はとても大切なもの。毎日、何をどのように食べるかで、美しくなれるか、なれないか、決まってしまうと言っても過言ではありません。でも、美しくなるための食事法は、とても簡単なもの。体が本当に喜ぶものをバランスよく食べるだけです。今までの食習慣を一度リセットし、食事の質を見直して、美しい心と体を手に入れましょう。

← P20へ

3

体を適度に動かす"ストレッチ"

美しさを保つには、何もしないで漫然と過ごすより、適度に体を動かすことが必要です。スポンジを使わないで置いておけば、いつの間にか乾いて劣化してしまうように、私達の体もきちんと使ってあげないと劣化してしまいます。そんな体にならないためにも、ストレッチを行って、体の各組織を活性化させましょう。自分のペースを守って毎日続けることで、美しい体が手に入ります。

← P70へ

明るく美しい心を手に入れよう！

自分を好きになって 自〝我〟自賛しよう

例えば、ユリが「バラのように美しくなりたい」と言っても無理なこと。２つはまったく別の花だから、もちろん、バラもユリになることはできません。

こんな風に、他者と自分とを比較してしまう必要はありません。エイジングケアで大切なのは「自〝我〟自賛」すること。つまり、自分自身を認め、ほめ、好きになることなのです。そして、比較することをやめ、それぞれの違いを素直に受け入れることが大切。

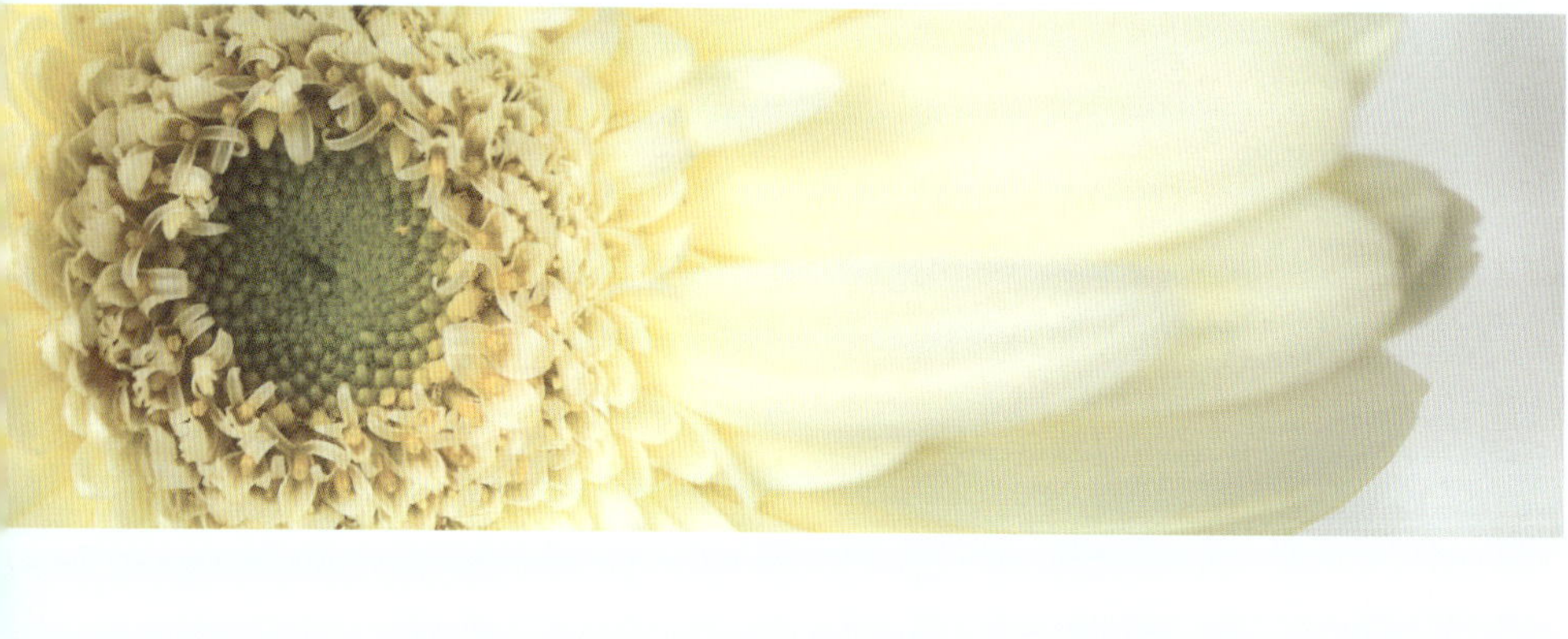

「自我自賛」は中野裕弓さんの言葉です。

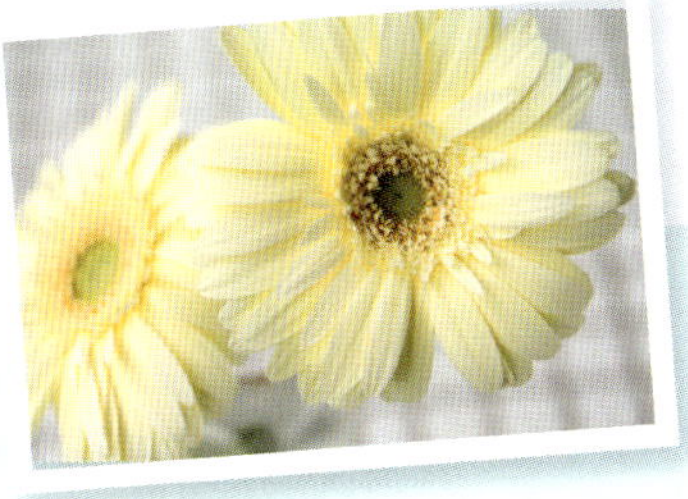

反省は禁物！一日の終りは気分よく

夜寝る前は、一日の反省が頭をよぎる、という人は多いはず。でも、反省ばかりしていては、重たい気分になり、いい睡眠も取ることができません。一日の締めくくりは気分よくありたいもの。自分を責めたり叱ったりするのではなく、優しくいたわってあげましょう。反省ばかりしていると、細胞や血液、ホルモンの出方さえもマイナス方向に向いてしまうという話もあるほど。常にポジティブ思考を持ち、自分自身を大切に。

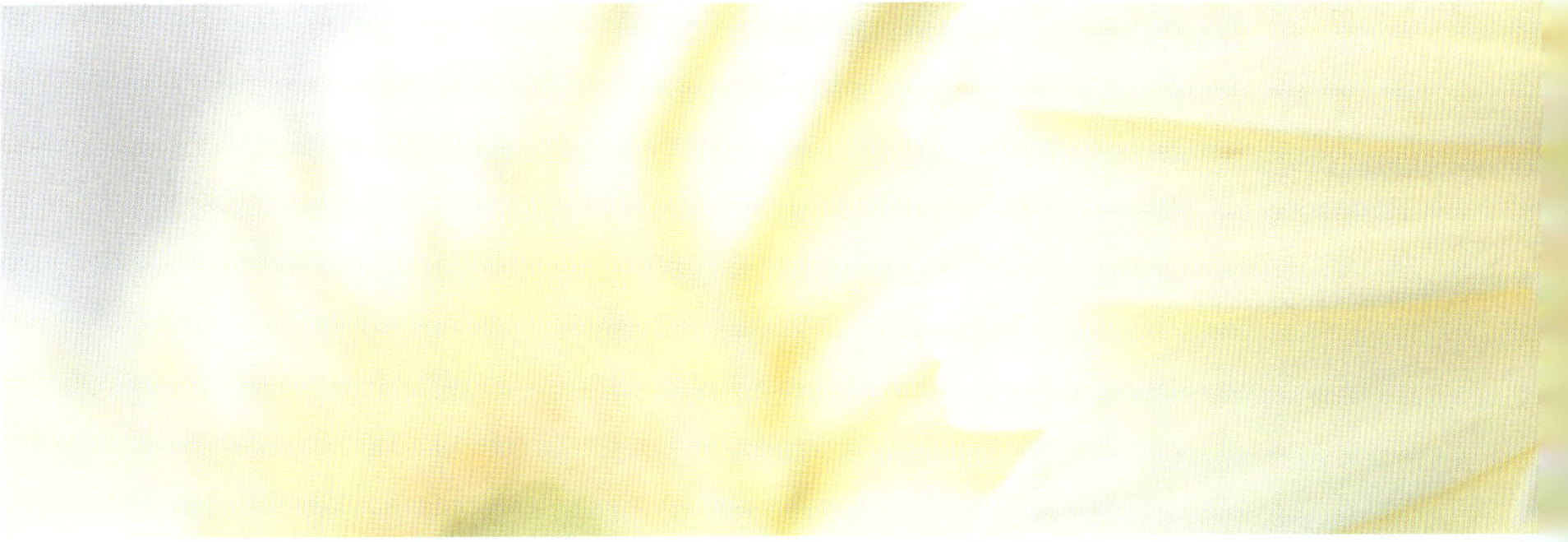

明るく美しい心を手に入れよう！

イライラしたら笑顔　くよくよしたら笑顔

　ネガティブなことを考えている時、落ち込んでいる時などは、どうしても表情が暗くなりがちです。だけど、そんな時こそ、あえて笑顔を作ってみて下さい。イライラしたら笑顔、くよくよしたら笑顔というのを習慣にしてみましょう。笑顔につられて、心も晴れやかになるはずです。あるいは、1日1回、大きく口を開けて、自分の好きな言葉を唱えてみるのも方法の一つ。ポジティブな表情になるばかりか、心も明るく元気になってきます。

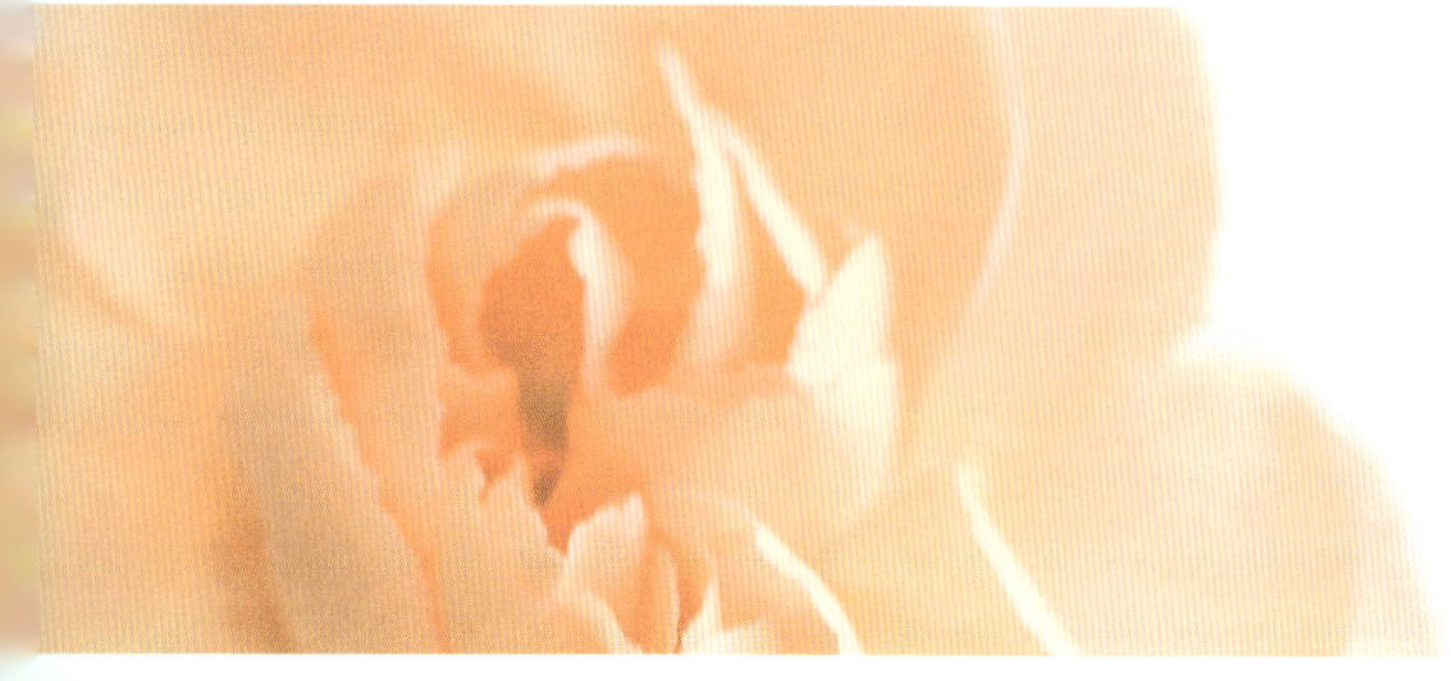

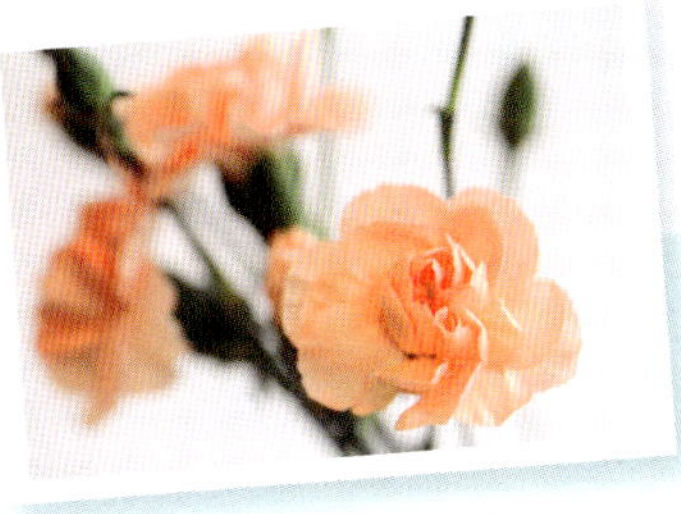

生きることを楽しむ。考え方一つで心は変わる

絵本画家や園芸家として知られるターシャ・テューダーさんの言葉に次のようなものがあります。「生きていれば落ち込むこともある。状況を好転できるなら努力すべき。でも変えられないなら、それを受け入れて歩み続けるしかない。何があっても『生きていることを楽しもう』」。こんな風に、自分自身の人生を受け入れて楽しもうと思えることは素敵なことです。考え方一つで、人生も心も明るくなるもの。

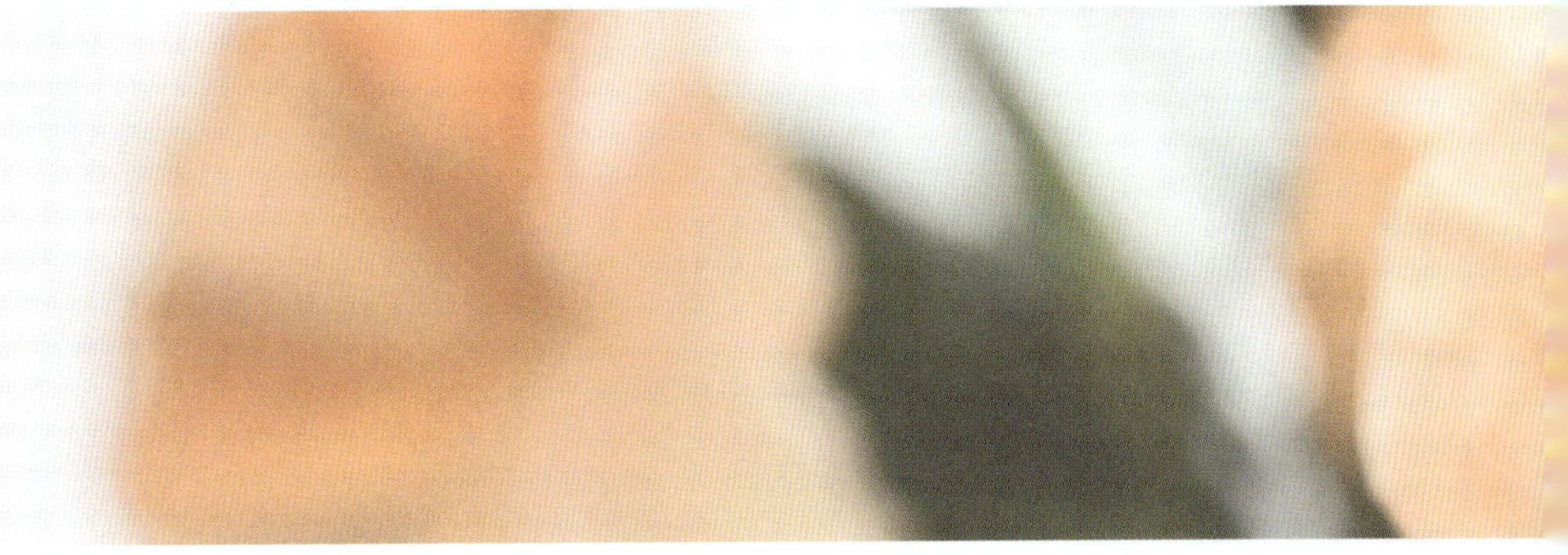

これだけはマスターしたい
基本となる“しぐさ”

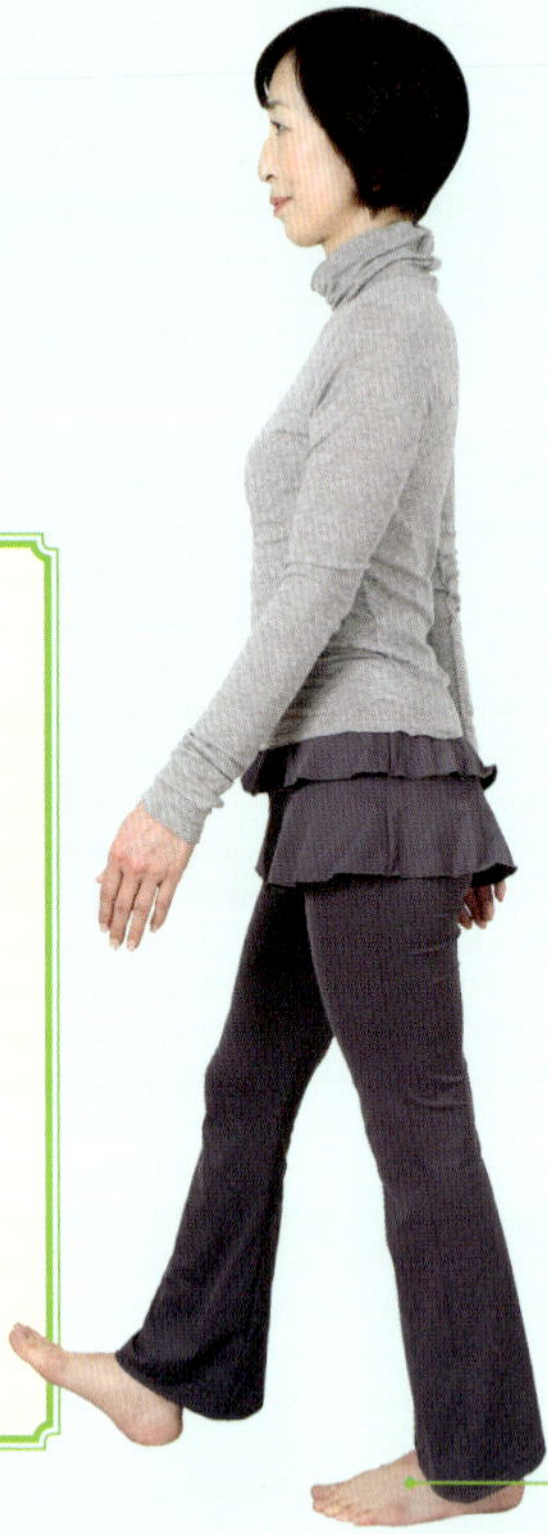

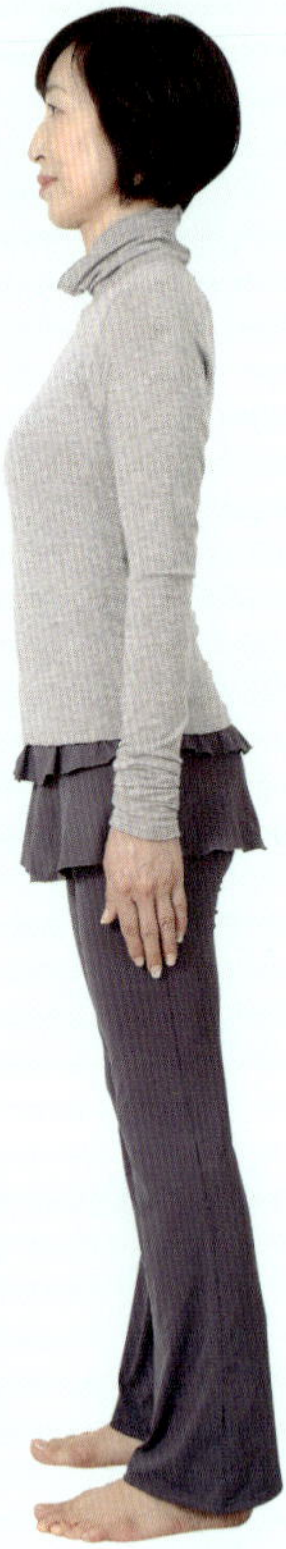

美しい姿勢

✣

頭を背骨の上に置き、横から見た時に、耳・肩・胴・外くるぶしを結んだ線が床に対して垂直になるのが理想。コツは、胸を開いて、肩をなるべく耳から遠ざけて下げること。

美しい歩き方

✣

美しい姿勢を保ち、腕を軽く振って歩きます。また、アゴはなるべく引きましょう。背中を丸めた状態で歩き続けると、強度のO脚になる可能性があるので注意して下さい。

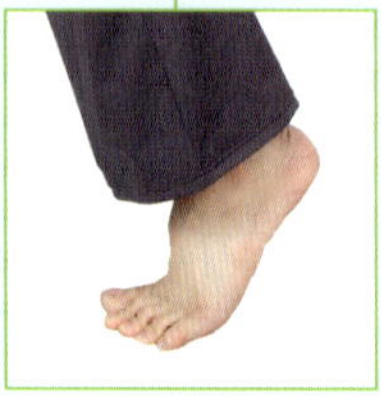

踏み出す時は爪先で蹴って歩くようにしましょう。着地はかかとから。

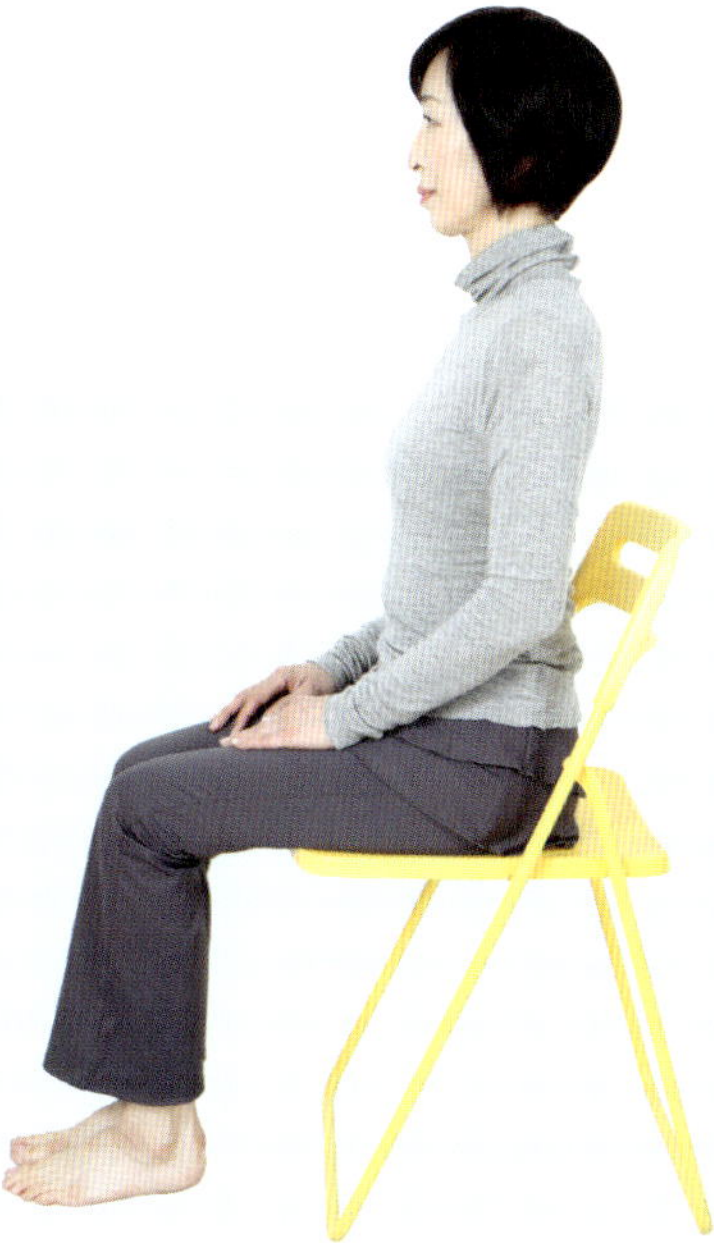

美しい座り方（イス）

横から見た時、耳と肩のラインが一直線になるようにします。骨盤を立てるような意識で座ると、自然とヒザが閉じ、内くるぶしに体重が乗ります。爪先はそろえましょう。

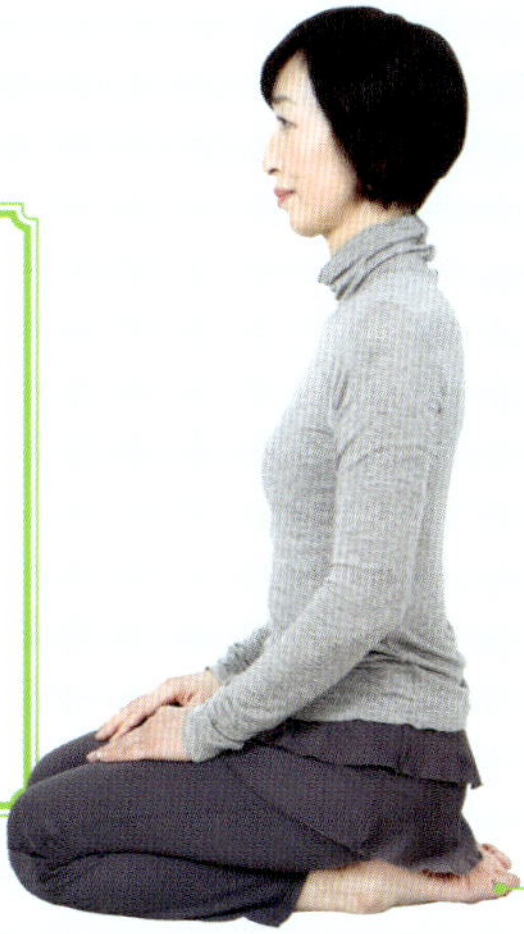

美しい座り方（正座）

左右均等に体重を分散させるため、足の親指は重ねないようにするのがコツ。

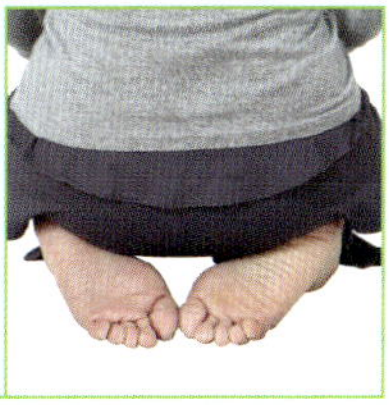

胸はリラックスさせ、お腹がぽっこり出ないように気をつけて座ります。左右均等になるように、足の上へお尻をのせましょう。正座の場合も、耳と肩のラインが一直線になるように。

あなたは大丈夫？エイジングケアチェック

- □ 自分のことがなかなか好きになれない。
- □ 何かに失敗すると、すぐに反省し、落ち込む。
- □ 笑顔を作ることがなんとなく苦手だ。
- □ 自分に不利な状況を受け入れることができない。
- □ 気がつくと、いつも背中が丸まっている。
- □ 歩く時、顔がうつむきがちになることが多い。
- □ イスに座ると、足を組むのがいつもの癖だ。
- □ 正座よりも、横座りのほうが楽なので好き。

あなたはいくつ当てはまりましたか？

チェックが多く当てはまった人は、早めにエイジングケアをスタートすることが大切です。

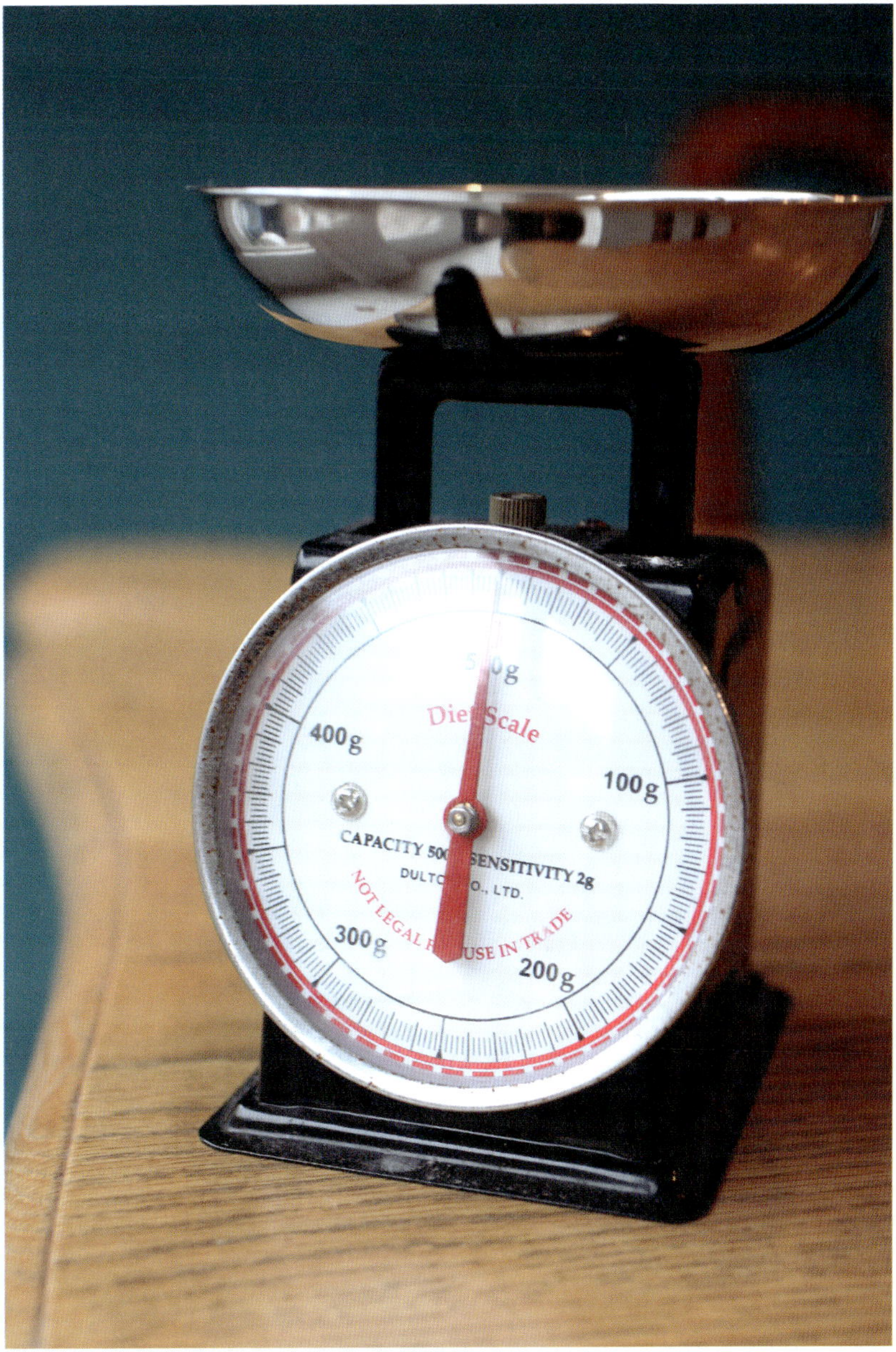
400g
100g
SENSITIVITY 2g
300g
200g

Part 2 ✦

らくらく
プチ断食で“腸美人”になろう

2

たった3日でできる
プチ断食法をご紹介

美しく年を重ねるために必要なのは、腸をきれいに整えること。
ここで紹介する「らくらくプチ断食法」で
あなたの腸をケアし、美しい体を作りましょう。

Part

美肌とも深い関係 "腸美人"って何?

"腸美人"とは、腸がきれいに整っている人のこと。残念ながら、現代に生きる私達は、腸美人ではない人のほうが多いかもしれません。なぜなら、白米や白砂糖、肉などを毎日のように口にしているから。肉食過多、野菜不足の食生活を送っていると、ビタミンやミネラルなどの「微量成分」と呼ばれる大切な栄養素を摂取する機会を失います。また、それほど体を動かさないのに食べる量ばかり多いのもよくありません。こうした生活を送っている人に多い症状が、便秘や肌荒れ。これには腸内環境が大きく関係しているのを知っていますか。

腸の中には多くの細菌が住みついています。穀物や野菜が好きな「善玉菌」、肉や油が好きな「悪玉菌」、善玉菌・悪玉菌の優勢なほうに味方する「日和見菌《ひよりみきん》」。善玉菌が優勢だと腸が整い、肌もきれいに。逆に悪玉菌が優勢だと腸の調子が崩れて、便秘や下痢などの不調を引き起こします。あなたの腸は、善玉菌と悪玉菌、どちらが優勢?

腸美人への第一歩
プチ断食をやってみよう

私達には必要以上に食べてしまう習慣がついています。腹八分目という感覚もわからなければ、満腹になったことすらわからないという人も。まずは、プチ断食で食習慣を一度リセットし、自分の体の声に敏感になる練習を始めてみましょう。今までの生活や自分自身を見直すことで、昨日まで当たり前だと思っていたことに疑問を持つようになることだってあるかもしれません。そうしたらしめたもの。腸美人への第一歩を確実に踏み出している証拠です。

ただ、"断食"などという聞き慣れない言葉に尻込みしてしまう人もいるかもしれません。これから紹介するプチ断食法は、初心者でも無理なく行える簡単なもの。もちろんダイエット法ではありません。食べ物の質を意識し、栄養バランスが取れた食事がどういうものなのか見直す練習でもあります。自分を甘やかさず、本当の意味でいたわり、美しくなるための望ましい体作りに挑戦しましょう。

らくらくプチ断食法
3日間の食事の摂り方

断食前夜

前夜の夕食は少飲少食

夕食から油ものと糖分を控え、野菜や海藻類（なるべく煮たもの）と少量の穀物（玄米がゆが最適）を摂るようにしましょう。少飲少食を心がけて下さい。

1日目

食事は摂らず飲み物を

朝 1日目の朝食から断食スタートです。食事を摂ってはいけませんが、飲み物はOK。1日目の朝食には、ゴボウがおすすめです（ゴボウ汁の作り方はP37参照）。

昼 昼食も引き続き食事はなし。飲み物だけ取るようにして下さい。昼食におすすめの飲み物はくず湯。意外と満足感を得られます（くず湯の作り方はP29参照）。

夜 夕食は食事を摂ります。ただし、量は本当に少なめに。腹三分目が目安です。おかゆと味噌汁のみといった質素な内容にして下さい。おかゆは玄米がゆがおすすめです。

昼 好みの根野菜や緑黄色野菜を入れて煮込んだスープと、穀物（玄米がゆが最適）を食べます。食べる量は腹六、七分目が目安。油分や動物性タンパク質は避けて下さい。

夜 米やイモ類など、デンプン質のものを主食にし、おかずは野菜を中心に。腹六、七分目ぐらいの量にしましょう。食べすぎないように気をつけて下さい。

2日目

少しずつ食事を摂ろう

朝 ２日目からは徐々に食事を摂っていきます。朝食は、おかゆか玄米がゆを茶碗１杯程度。合わせて味噌汁を飲みましょう。食べる量は腹五分目が目安です。

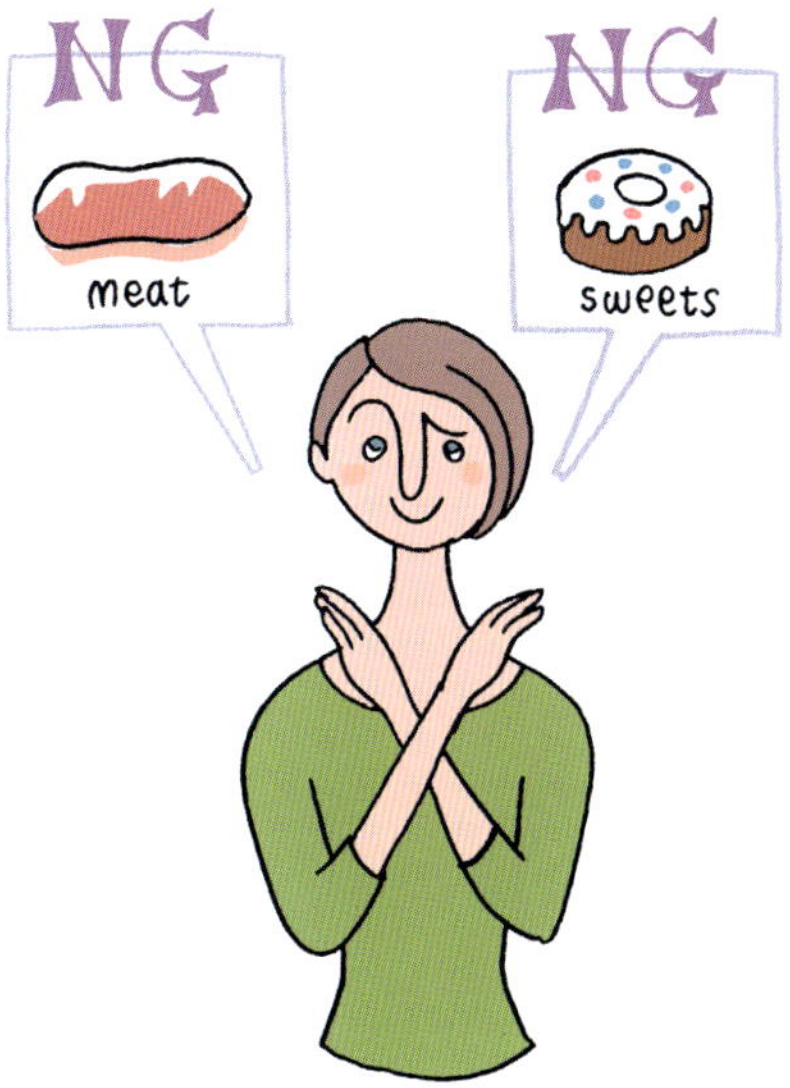

3日目

回復食の摂り方に注意

３日目は通常通りに食事をしますが、最も注意が必要なのは、この３日目の回復食の摂り方です。胃腸は休息を取って吸収力がよくなっていますので、食べすぎないように気をつけましょう。食べる量は必ず徐々に元に戻すように心がけて下さい。ただし、通常食といっても油分や動物性タンパク質、カロリーの高いものは避けるようにしましょう。

プチ断食実践中の
3つのポイントと注意点

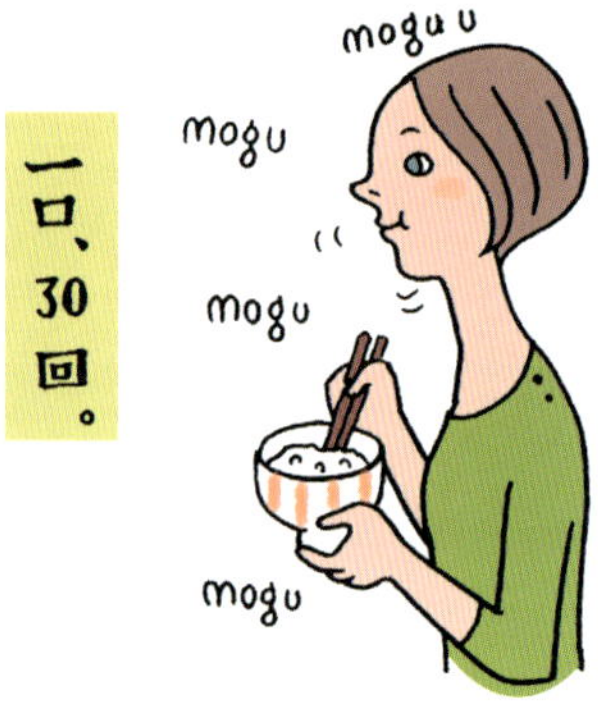

point
1 少飲少食を心がける

断食と言っても１日中、何も口にしないというわけではありません。食べすぎを防ぐためにも、よく噛んで食べるように心がけて下さい。ひと口30回以上を目安にしましょう。咀嚼することで消化・解毒・修復作用を促し、精神安定にもつながります。

point
2 水分補給はしっかりと

老廃物の排泄を促すためにも、水分補給はしっかりと行いましょう。１日２Ｌを目安にして下さい。カフェインを含むコーヒーや紅茶、緑茶、また冷たい飲み物は避けます。ゴボウ汁やくず湯の他、梅しょう番茶もおすすめです（作り方はP38参照）。ゆっくり少しずつ飲むようにしましょう。

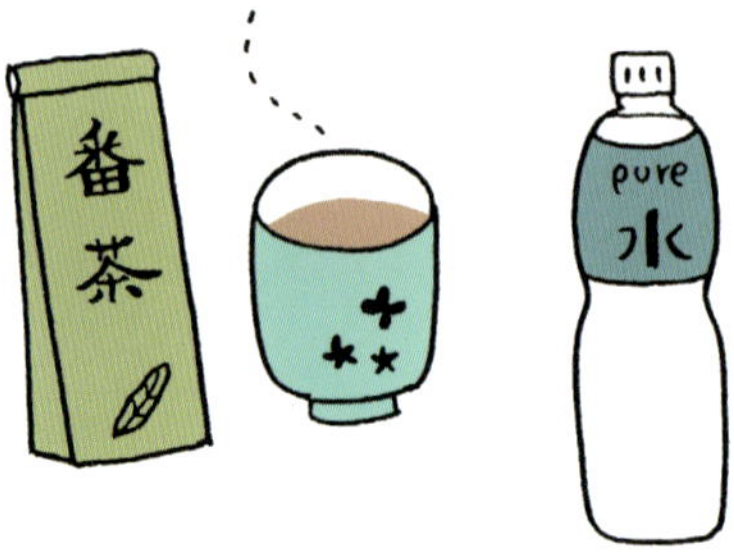

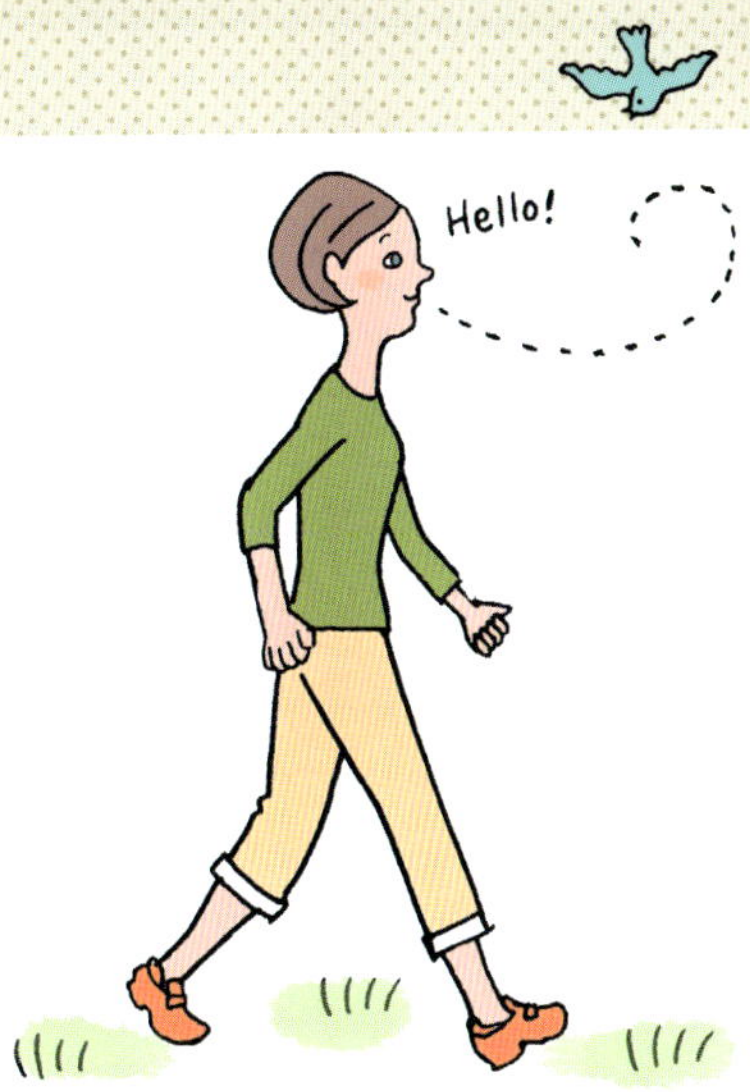

point

3 のんびりと過ごす

日常生活は普段通りでいいのですが、プチ断食中は思考や行動が自然とゆっくりになるので、のんびりと過ごすのがコツです。ただし、適度な運動を心がけて下さい。散歩をしたり、半身浴をしたり、自分が心地いいと感じる程度に体を動かしましょう。

!!! 注意点 !!!

体調が優れない時は、無理をしない

断食は、初心者に限らず、体調のリズムによってはうまくいかないこともあります。断食中に、あまりひどい頭痛やめまいがある時は、無理をせずに一度中止してゆっくり復食（元に戻す）して下さい。ただ、断食中の頭痛や発熱、発疹などは一種の好転反応です。疲れや毒素をため込んでいた体が、本来の機能を取り戻そうとする時によく起こるもの。安易に鎮痛薬などを飲まないようにして下さい。

プチ断食のうれしい効果

うれしい効果 ✦ 1

胃や腸、肝臓や腎臓の働きが正常になる。

うれしい効果 ✦ 2

食品添加物などで汚染された体内の毒素が排出される。

うれしい効果 ✦ 3

細胞が若返ると同時に肌も若返る。

うれしい効果 ✦ 4

病気に対する抵抗力・免疫力が高まる。

うれしい効果 ✦ 5

味覚が正常になる。味覚に敏感になる。

うれしい効果 ✦ 6

記憶力がよくなる。集中力が高まる。

うれしい効果 ✦ 7

本能的感覚、直感が敏感になる。

うれしい効果 ✦ 8

気持ちがゆったりと落ち着く。意思が強くなる。

心がけたい腸美人食習慣

1 無駄に食べない

プチ断食が終わったからといって、欲求のままに食べていてはダメ。自分の体の声に意識を向けて、食事をするタイミングをきちんと見極めるようにしましょう。

2 よく噛んで食べる

唾液に含まれるホルモンには、老化予防の働きがあると言われています。よく噛むことは、消化吸収にいいだけでなく、美容にも効果ありなのです。ひと口30回を目安にしましょう。

3 控えるべきものも

肉類、加工肉類、乳製品、脂肪分、多量の糖分、精製塩、アルコールなどの摂取はなるべく避けましょう。添加物を使った加工食品や、果物の食べすぎなどもよくありません。

プチ断食中におすすめ!

くず湯の作り方

<材料>
本くず粉 ― 大さじ１杯
水 ―――― １カップ
自然塩 ―― 少々

くず粉と水を鍋に入れてよく溶き、塩を加えてから強火にかけて混ぜ続けます。とろみがつき、色が透明になってきたらでき上がり。

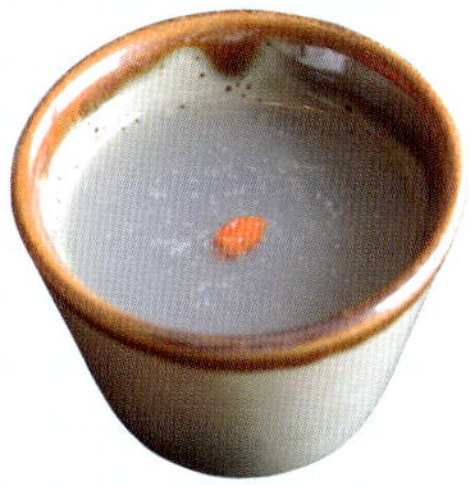

Part 3

今日からできる

エイジング美人食

3

美しくなるために
自然のものを食べよう

腸がすっきり整ったら、さっそくエイジング美人食のスタートです。
誰でも簡単に始められる美しくなる食事法を紹介しているので
ぜひ今日から実践してみて下さい。

基本となる食材

穀類やイモ類は太る、という間違った思い込みから、やせるために生野菜や果物ばかり食べる人がいます。こうした食生活をしていると、細胞も体液も冷えきって、うまく働かない不健康な体になってしまいます。穀物、野菜、海藻類などをバランスよく食べるのがベスト。木や草の種である玄米や雑穀、小豆、大豆、黒豆、小麦、大麦、ハト麦、ゴマ、クルミなどは、健脳食でもあります。こうした食材を、食事に取り入れましょう。

旬のものを食べよう

季節外れのものは、旬の時と味が違うように栄養価も違います。また、作られる過程において、太陽光線などあらゆる自然の条件が違います。自然の摂理に逆らった食べ物を摂取するということは、私達の生理をも乱すことになります。だから、旬のものを食べることは、私達の体に必要なのです。また、生まれた土地や国のものを食べることも大切。ただし、国内産でも自然な工程の基に生産されたものを選ぶようにしましょう。

毎日使うからこそ気をつけたい

基本となる調味料

味噌

味噌に含まれる酵素には、一緒に食べたものを分解・吸収するだけでなく、体内で新しいものを合成するパワーがあります。また、大豆には天然のグルタミン酸が入っていて、脳の栄養となり、脳育を助けてくれる効果も。

醤油

小麦や大豆を原料とし、天然醸造で約１年の月日を経てでき上がるのが本物の醤油です。安価な量産品は防腐剤や人工甘味料・化学調味料、その他の添加物が混入されていることがあるので、ラベルの原材料名を確かめましょう。

酢

質のいい酢は、米や果物などの原料を自然に放置・発酵させてでき上がるものですが、量産品の多くは合成酢、または、混合酢で科学的にできたものです。体のことを考えるなら、天然の自然醸造酢を使いましょう。

塩

塩は、なくてはならない重要なもの。しかし、工場で作られる塩はイオン交換膜を通して作られるので、大切なミネラル分までろ過されてしまいます。このような精製塩は、神経を疲労させやすいので神経質になったりすることも。

砂糖

白砂糖は血液を酸性にします。カルシウムやビタミンを消費して消化されるため、体内の血液は汚れ、細胞が力を失って新陳代謝も悪くなります。甘味づけには黒砂糖かハチミツを使いましょう。しかし、取りすぎは禁物。

白米ではなく 玄米を主食にしよう

米は、日本人の主食として重要な食材の一つです。大陸と違って湿度が高い日本に生活する日本人は毛穴がふさがり、新陳代謝や解毒作用が鈍る体質になりやすいと言えます。湿度に強い玄米は、こうした欠点を補い、体の生理作用を助けてくれます。どうしても玄米が苦手という人は、二分づきや、五分づきの玄米から始めたり、ヒエ・キビ・アワなどの雑穀を混ぜて食べるのがおすすめ。そうすると多少食べやすくなります。

また、玄米を食べると極端にやせてしまい、いっこうに太れないという人がいます。そういう人は胃が弱くて玄米のエネルギーを吸収する力が弱い人です。自分の体調と相談しながら無理のない範囲で始めてみて下さい。

メリットの多い玄米ですが、完全食ではありません。マグネシウムやリンが多くて、カルシウムが少ないという欠点もあります。これを補うためには、玄米にすった炒りゴマをかけて食べましょう。

玄米を主食にする3つのメリット

メリット1 ▶ 胚芽がある玄米は、白米と比べると脂肪、ビタミン、ミネラルが数倍。その他の有効成分も多く、バランスの取れた食品です。

メリット2 ▶ 消化吸収が白米より劣るというのは間違い。ふっくらと炊けた玄米は、胃腸の働きを助け、有効菌を育て、酵素も多く含んでいます。

メリット3 ▶ 玄米は食物繊維が豊富。よく噛むと甘みやコクが出てきます。噛むことで胃腸の働きもよくなり一石二鳥。

玄米ご飯の炊き方

玄米は、普通の炊飯器では上手に炊くことができません。
できれば、土鍋を一つ用意しましょう。

【土鍋の直炊き】

1 土鍋に玄米、分量の水（※２カップの玄米は水３カップ、１カップの玄米は水２カップが目安）、塩少々を入れ、フタをして１時間以上置いておきます。

2 １時間以上置いたら、土鍋を火にかけます。最初は中火にし、沸騰したら弱火にして１時間30分炊きましょう。その後、火を止めて15分蒸らせばでき上がりです。

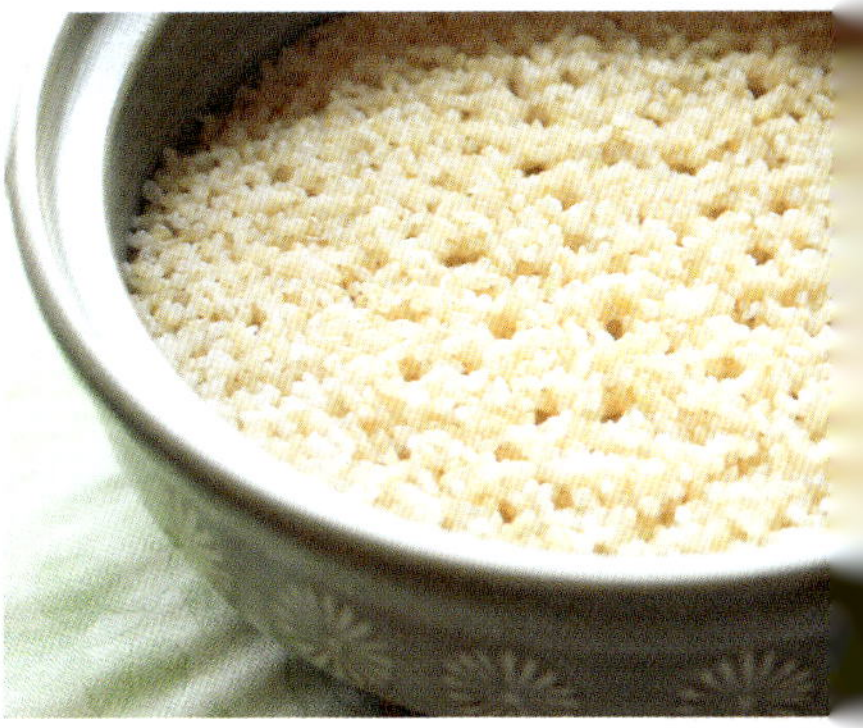

 1カップ＝200cc（1合＝180cc）

一度は試したい

美しくなる飲み物

便秘がちの人におすすめなのが、ゴボウを使った飲み物。ゴボウの繊維が腸の働きを助け、消化を促してくれます。また、ゴボウに含まれるイヌリンは、腎臓の働きを助けることで知られている成分。そのため利尿薬にもなります。ゴボウは体のデトックスにもってこいの食材なのです。

ここではまず、「ゴボウ汁」をご紹介しましょう。ゴボウをすり下ろし、熱湯を加え、味噌で味つけするだけの簡単な飲み物です。この飲み物には、鉄分が多く含まれているため、貧血も防止してくれます。保温作用もあるので、冷え性の人にもぜひ試してほしい飲み物です。

スーパーなどで、ゴボウを選ぶ時は、なるべく泥つきのものを購入するようにして下さい。まっすぐに伸び、凹凸のないものがおすすめです。漂白してあるものは選びません。ゴボウの皮にはうまみがあり、貴重な栄養成分がたくさん含まれているので、必ず皮つきのまま調理するようにしましょう。

貧血・冷え性を予防する

ゴボウ汁

材料（1人分）

ゴボウ ―――― 30g
生姜 ―――― 少々
味噌 ―――― 好みの量

作り方

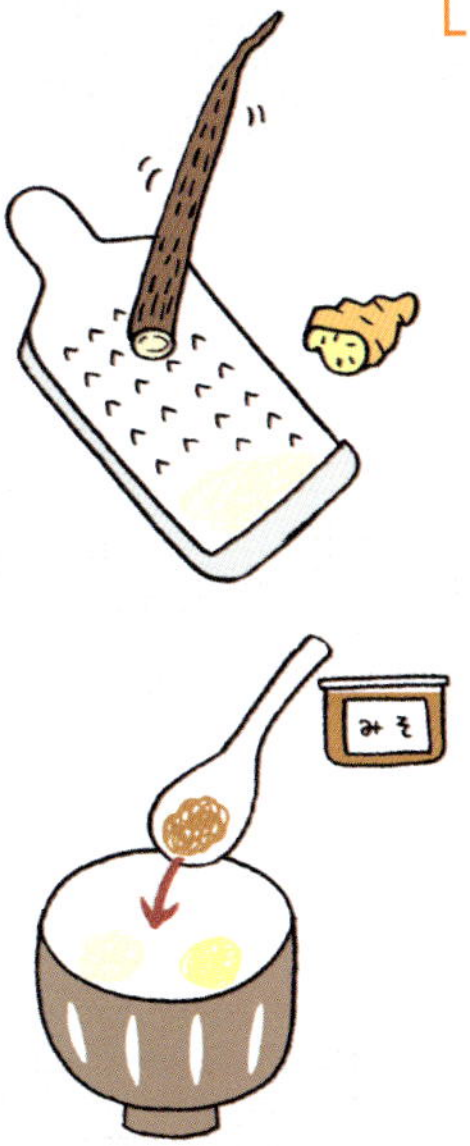

1 ゴボウの泥を洗い流し、皮つきのまますり下ろします。また、生姜少々を同じようにすり下ろしておきます。

2 すり下ろしたゴボウ・生姜と、同量ぐらいの味噌を混ぜ合わせます。味噌は、好みの量でかまいません。

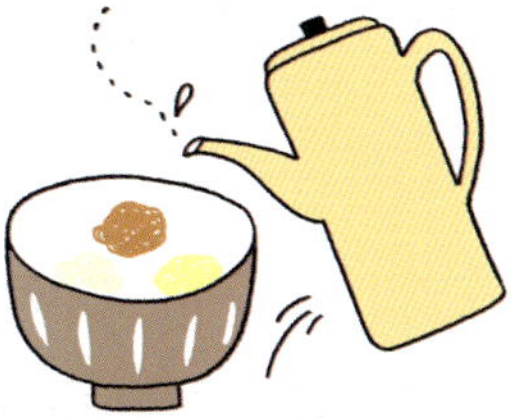

3 ゴボウ・生姜・味噌を混ぜたものの中に、熱湯を注ぎ、よくかき混ぜたらでき上がりです。お湯の量で味の加減をして下さい。

代謝を促し、血液もサラサラ

梅しょう番茶

疲労回復や、胃腸強化に効く梅干のクエン酸や生姜が、代謝を促し血液をきれいにします。そこに、醤油と梅干の塩分が入ることで、血中のヘモグロビンを活性化させ、体の隅々まで十分な酸素を運んでくれるようになるのです。

また、梅しょう番茶は、腹痛の時、お腹の中で暴れている腐敗菌を抑えるのに、とても有効な飲み物。梅干・生姜・番茶のそれぞれの殺菌力が、腐敗菌撃退の効果を発揮し、腹痛を抑えてくれます。

[材料（1人分）]

梅干	1個
生姜汁	2～3滴
醤油	小さじ1.5杯
無農薬番茶	150～200cc

[作り方]

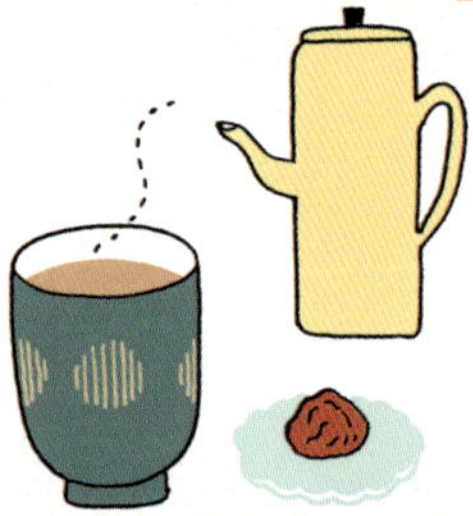

梅干をカップに入れ、箸でつぶします。そこに、生姜汁と醤油を加え、番茶を注ぎ、よく混ぜたらでき上がり。

他にもまだある!

おすすめ飲み物

冷え性や肌荒れを改善する

ドクダミ茶

ドクダミの乾燥葉と水をヤカンいっぱいに入れ、中火で20分煎じる、ドクダミ茶。血行をよくするので冷え性の人におすすめ。さらに、内臓の毛細血管を強化する働きもあるので美肌にも効果あり。

腸内の酸化を抑える

すり下ろしリンゴ

好みの量のリンゴをすり下ろすだけ。すり下ろした際に出る汁も一緒に飲みます。リンゴは良質の消化剤。すり下ろすことでリンゴの繊維質が腸内の酸化を抑えてくれます。

目の疲れにも効能あり

ケツメイシ茶

カロチンやエモディンといった成分を含むケツメイシ。目の疲れや便秘解消に効果があります。やかんに1ℓの水と、大さじ1杯のケツメイシを入れ、弱火でゆっくり煎じて飲みましょう。

皮膚にツヤが出る

タンポポコーヒー

タンポポコーヒーは、母乳の分泌をよくする催乳薬としても知られる飲み物。普段から飲んでいると、皮膚のツヤをよくしたり、皮膚炎などの改善にもなります。

美しくなるために

実践したい6つのルール

ルール1

だしは自然のものから

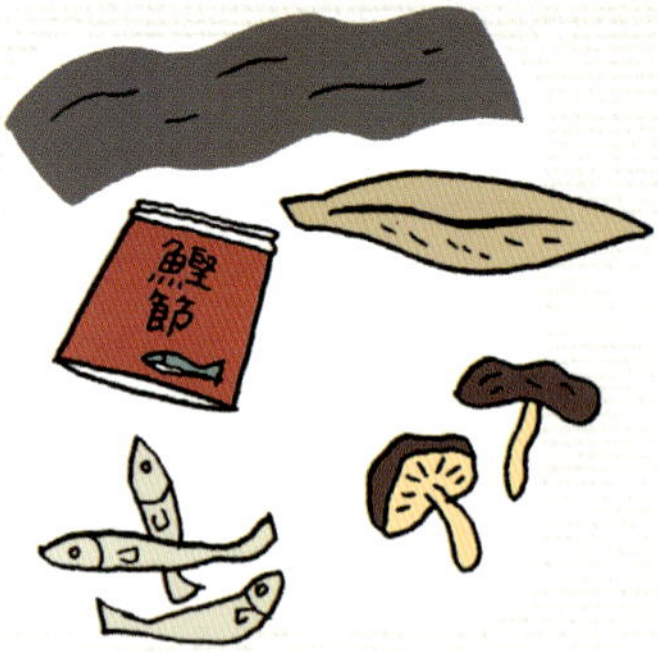

昆布、または鰹節、シイタケ、煮干しなど、自然の食材からだしを取るようにしましょう。化学調味料（化学だし）は使いません。なぜなら、舌の感覚がマヒしてしまうからです。繊細な味を楽しみましょう。

ルール2

野菜はバランスを取って

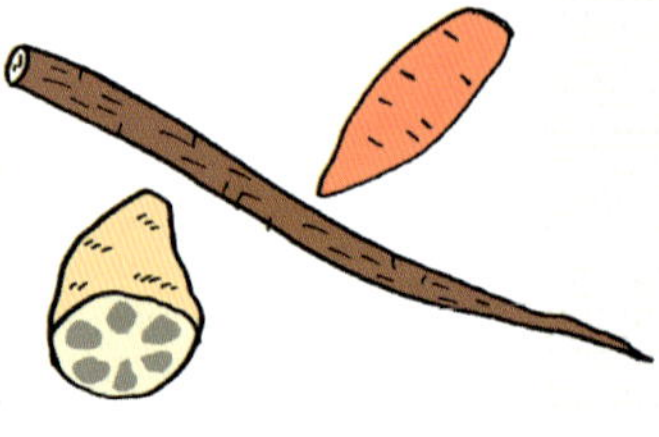

夏野菜や青菜、生野菜は体を冷やす原因。逆に、冬野菜や根菜類、温野菜は体を温めます。根と葉の野菜、色の濃いものと淡いものを組み合わせ、季節や体質に合わせてバランスよく食べましょう。

ルール 3

海藻も忘れずに食卓へ

海藻はアルカリ度が高く、カルシウム・鉄・ビタミンなどの有効成分が大変豊富な食材です。その中でも、ミネラルの一種であるヨード分を特に多く含んでいる昆布は積極的に取りたいものの一つ。

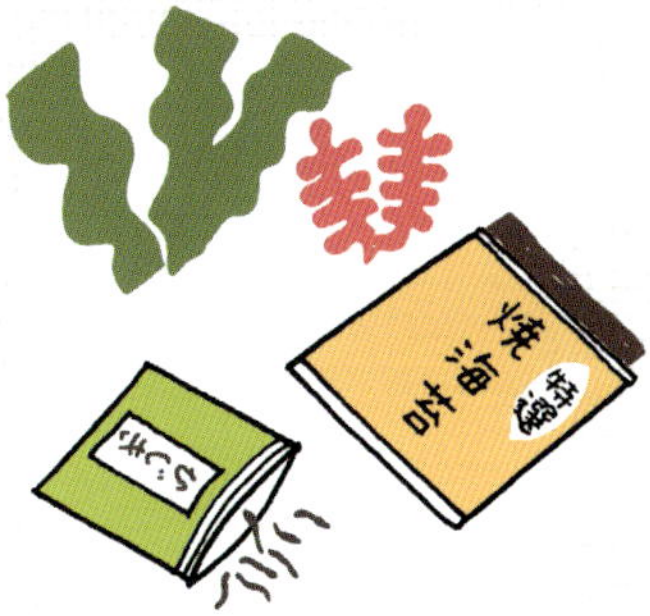

ルール 4

ビタミン豊富な種や木の実

穀類、豆類、松の実、落花生など食用になる種実類は、生命力を持った食べ物。ミネラルを多く含むタンパク質が豊富な上、日本人に不足しがちなデンプン質のエネルギー化を促すビタミンも多く含んでいます。

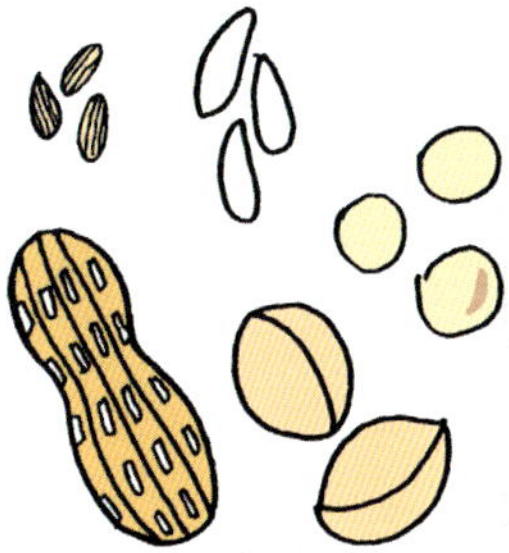

ルール 5

ゴマを常備しよう

ゴマは、カルシウム・タンパク質・アミノ酸が多く、その脂肪はレシチンを多く含み、動脈硬化の原因であるコレステロールの沈着を防ぎます。動脈硬化の予防になるだけでなく、毒素も体内から排出してくれます。

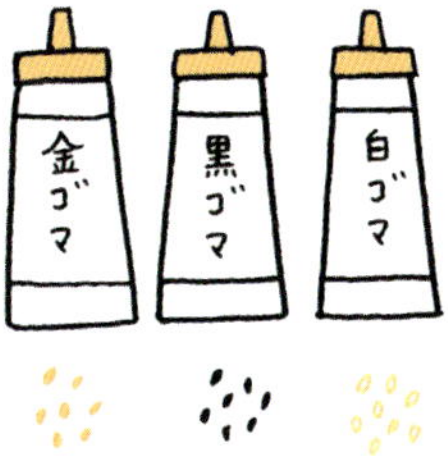

ルール 6

胃腸のためには梅干を

梅干に含まれるクエン酸やリンゴ酸などの有機酸やアミグダリンは、腸の中で抗菌・滅菌の威力を発揮。食中毒菌や赤痢菌、コレラ菌が作用するのを阻止します。胃腸の粘膜を丈夫にする効果もあります。

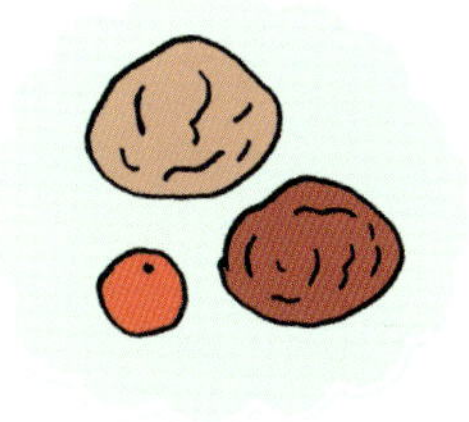

美しくなる食事法

実践チェックシート

- [ ] **塩は自然塩、砂糖は黒砂糖などがベスト**

精製塩や白砂糖は使わないほうが体のため。体に優しい自然のものを選びましょう。

- [ ] **自然醸造の味噌、醤油、酢を使おう**

酢の代わりに梅酢、無農薬自然栽培のレモン酢、夏ミカン酢などを使うのもいいでしょう。

- [ ] **昆布・煮干・鰹節などで自然のだしを**

合成調味料には、人の健康維持に不可欠とされている微量元素が欠乏しています。

- [ ] **白米ではなく玄米や雑穀を主食に**

玄米が苦手な人は五分づきのものやヒエ・アワ・キビなどの雑穀を混ぜて食べましょう。

- [ ] **肉、刺身など部分食の多食を避けよう**

魚なら全食できる小魚を。また、大豆やゴマなどから植物性タンパク質を取りましょう。

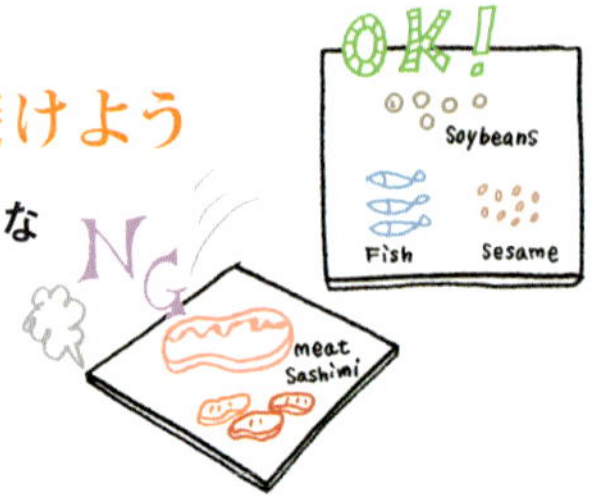

- [ ] **野菜は青菜や根菜類を選ぼう**

色の濃い野菜を食べましょう。体を温めてくれる根菜類もおすすめです。

□ 生野菜も少しは食べるようにしよう

生野菜は基本的に体を冷やすため多量摂取は控えますが、少しは生野菜も取ることを心がけましょう。

□ ゆでこぼしや皮の取りすぎはNG

皮をむいたり、アクを取ることはほとんどせず、丸ごといただく。

□ 海藻を1日1回は食卓へ

海藻は、体が喜ぶ栄養分がたくさん含まれている優れた食材です。

□ 間食をせず、時には空腹を楽しもう

お腹が減っていないのに無駄に食べることは禁物です。腹八分目を心がけましょう。

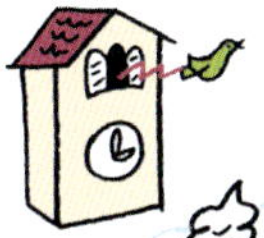

□ 食事はよく噛んで食べよう

ひと口30回以上噛むことが大切。消化吸収にいいだけでなく、食べすぎも防げます。

□ 湯茶の飲みすぎに注意しよう

食前・中・後の湯茶の飲みすぎは胃液が薄められ消化が鈍ります。

□ 甘い飲み物は飲まないようにしよう

砂糖や添加物入りの甘い飲み物はなるべく避けるようにしましょう。

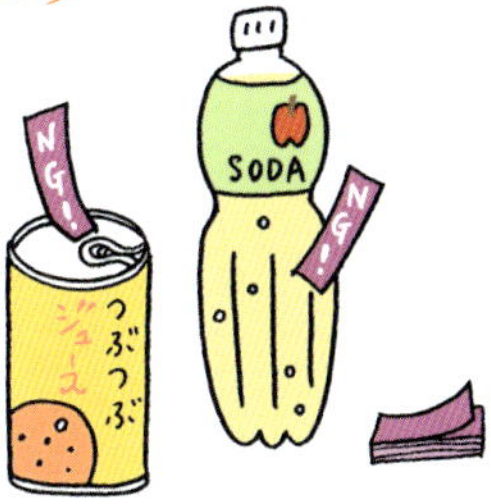

□ 夕食の時間はなるべく早めに

食べたものをお腹にためたまま寝ると消化が悪く、不眠のもとになります。

Part 4

美しくなる小腹レシピ

4

“腸美人”になれる 自然食レシピがいっぱい！

小腹が空いたら食べてほしい、美しくなるレシピをご紹介。
ダイエット食とは違うから、体も心も満足すること間違いなし。
おいしくヘルシーに小腹を満たしてあげましょう。

Part

Recipe _01

梅のクエン酸で美肌度アップ

梅ドレッシングで すっきり温野菜

春から夏への季節の変わり目にやってくる梅雨。天候も気温も不安定な時期です。体温調節がうまくいかず、風邪をひいたりお腹をこわしたりする人も多いでしょう。そんな時、意識的に食べていただきたいのが「梅干」。梅干に豊富に含まれるクエン酸などの有機酸は代謝を促すので美肌効果が期待できる他、お腹の調子を整えてくれる効果も。また、強力な殺菌パワーがあるので食中毒の起こりやすい梅雨にはもってこいの食材です。

[材料（2人分）]

温野菜

- キャベツ —— 1/4個
- ニンジン —— 1/4本
- レンコン —— 60g
- ジャガイモ —— 小2個
- ブロッコリー —— 60g
- アスパラ —— 2本

梅ドレッシング

- 梅干 —— 1個（種を除いて細かくみじん切り）
- 紅花油 —— 100cc
- 梅酢 —— 25cc
- はちみつ —— 小さじ1杯

梅のクエン酸が
代謝を促し
美肌度アップ。
お腹もすっきり。

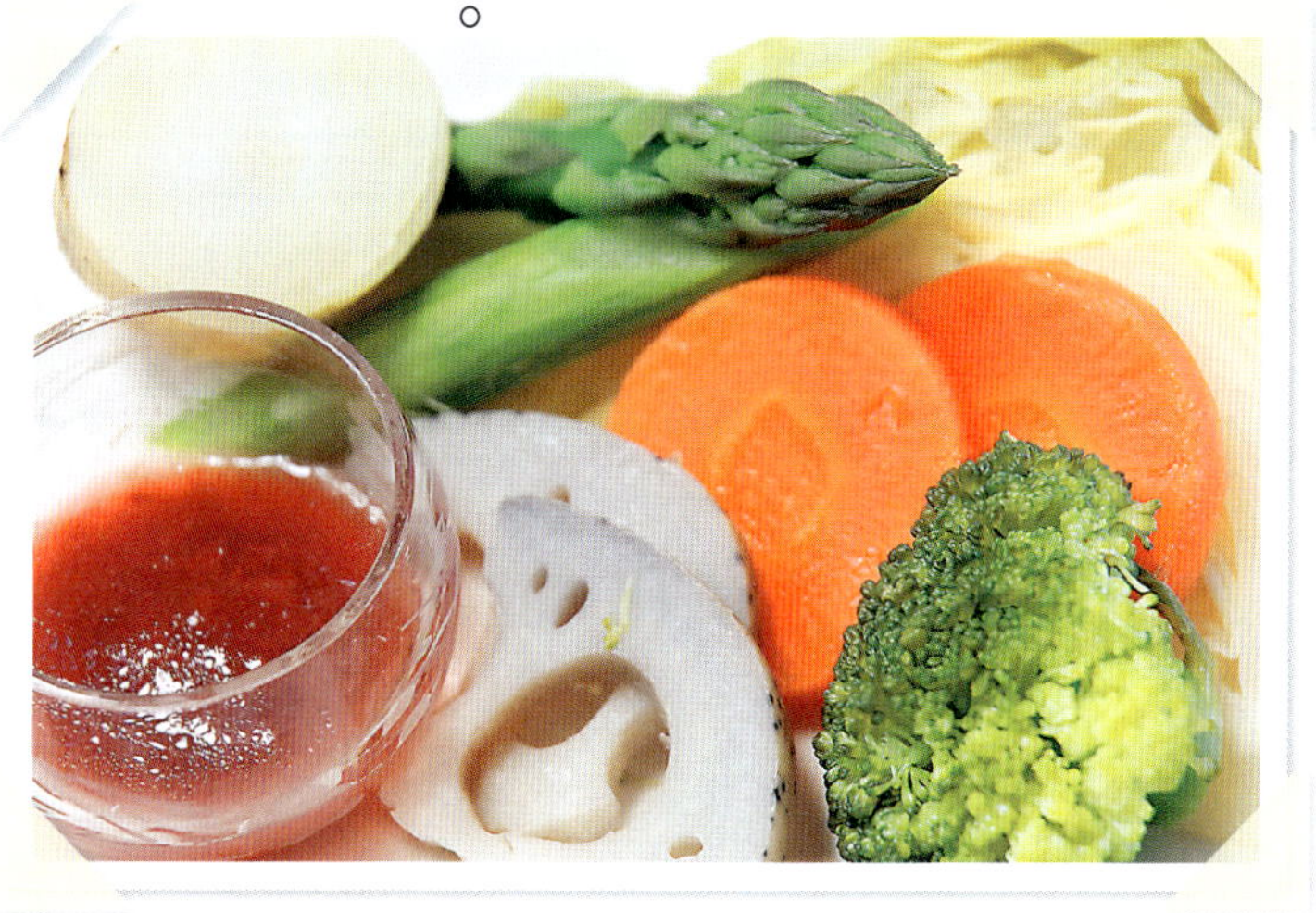

[作り方]

1. キャベツは芯をつけたまま縦に４等分に切ります。
ニンジンとレンコンは５ mmの厚さの輪切りにします。
2. ジャガイモは皮つきのまま半分に切ります。
3. 一つの鍋で（１）と（２）を一緒に蒸して下さい。
4. アスパラとブロッコリーはそれぞれ塩ゆでにします。
5. 梅ドレッシングの材料をボールに混ぜて作ります。
6. （３）と（４）を皿に盛りつけ、梅ドレッシングをかけて
でき上がり。

Recipe _02

白菜のビタミンCで色白美人に

白菜すいとん汁

寒くなると甘みが増す白菜は、冬の食卓で大活躍の野菜です。漬物にしてシャキシャキとした食感を楽しんだり、煮込んでトロリとした柔らかさを味わったり、いろいろな楽しみ方ができるのがうれしいところ。

さらにうれしいのは、風邪予防や美肌作りに役立つビタミンCや、高血圧予防に効果があるとされているカリウムが多く含まれている点。これらの栄養素は、水に溶けやすいので、汁ごといただける鍋やスープにするのがおすすめです。

[材料 （2人分）]

白菜	300 g
干し椎茸（水で戻す）	2枚
シメジ	100 g
ジャガイモ	1個
ニンジン	50 g
長ネギ	1本
すいとん（小麦粉100 g・水100cc）	
水（椎茸の戻し汁含む）	カップ5杯
ゴマ油	小さじ2杯
塩	小さじ1杯
酒	大さじ1杯
醤油	大さじ2杯半
コショウ	少々

白菜を汁ごと全部食べればビタミン摂取で美しい色白に。

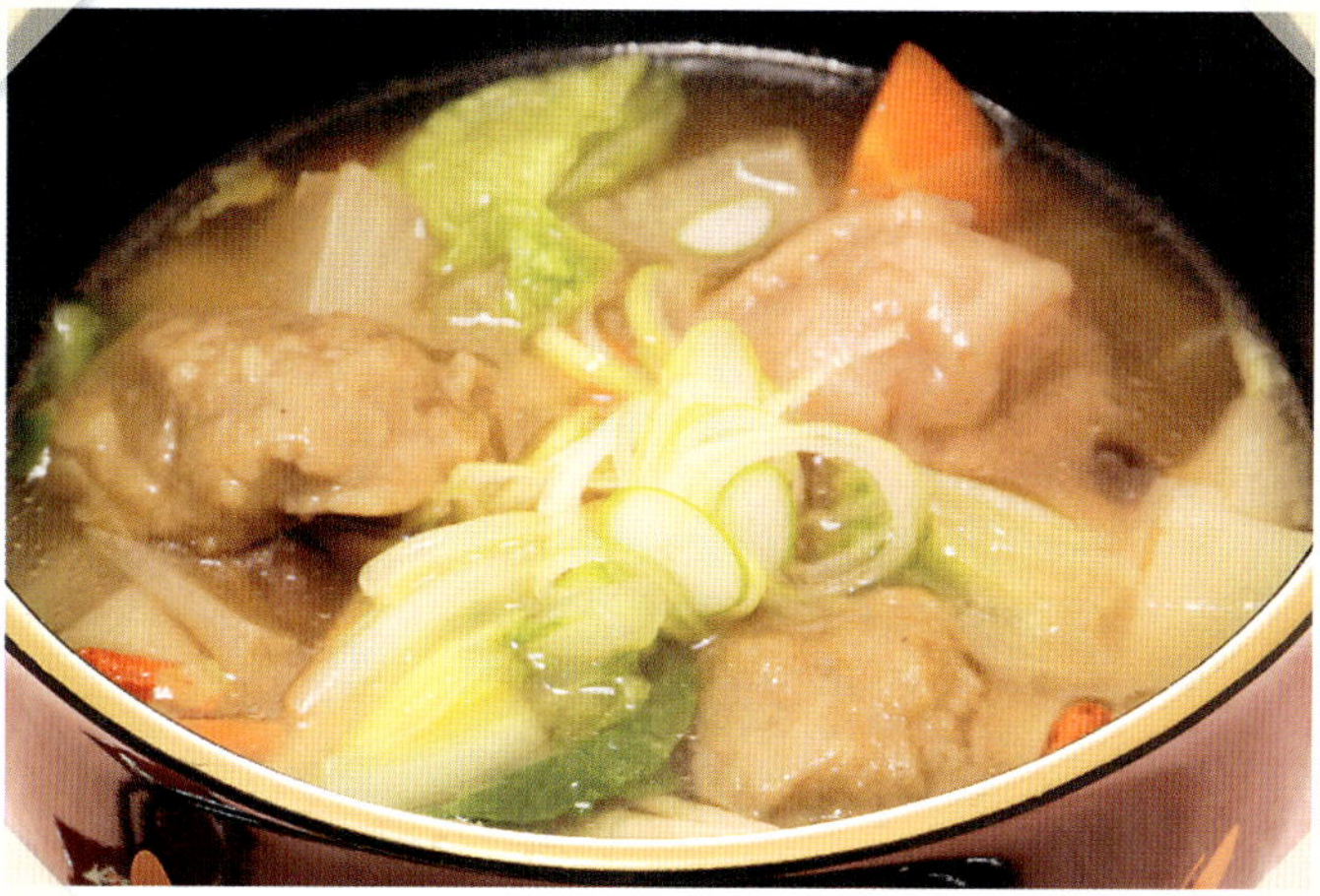

[作り方]

1. 干し椎茸は6つ切り。白菜2cm幅、ジャガイモ2cm角に。ニンジンはイチョウ薄切り、ネギは斜め薄切りにします。
2. 鍋底に塩を少々振り、干し椎茸・シメジ・白菜・ジャガイモ・ニンジンの順に積み重ね、塩を振り、トロ火で蒸し煮にします。穴の空いていない鍋のフタを使用して下さい。
3. 煮えたら水を加え、酒・塩・醤油・コショウで味つけ。小麦粉と水を混ぜてこねたすいとんを適当な大きさにして入れ、浮き上がってきたら、ゴマ油とネギを加えて、でき上がり。

Recipe _03

低カロリーなのに栄養たっぷり

レタスのヘルシー鍋

レタスは生だとあまりたくさん食べられませんが、加熱することでカサが減り、たっぷり食べることができます。レタスに含まれているのはカロチンやビタミンC・E、カリウムなど。カロチンやビタミンEは、活性酸素の働きを抑制し、老化を防ぎ、免疫力をアップさせる効果があります。

お腹も気持ちも温まるレタスのヘルシー鍋は、栄養豊富で疲れた胃腸にも優しく、低カロリー。残ったスープは、おじやにすれば栄養を全部摂れます。

[材料 （2人分）]

- レタス ―― 1玉
- アサリ ―― 400g
  (殻つき・砂抜きしたもの)
- ワカメ ―― 200g
- 水 ―― 5カップ
- 塩 ―― 小さじ1杯

✣ 梅みそダレ

- 梅干 ―― 3個
- みりん ―― 大さじ4杯
- 味噌 ―― 大さじ2杯
- ごま油 ―― 小さじ2杯

レタスの鍋でカロチンを摂取。老化の大敵活性酸素を抑制。

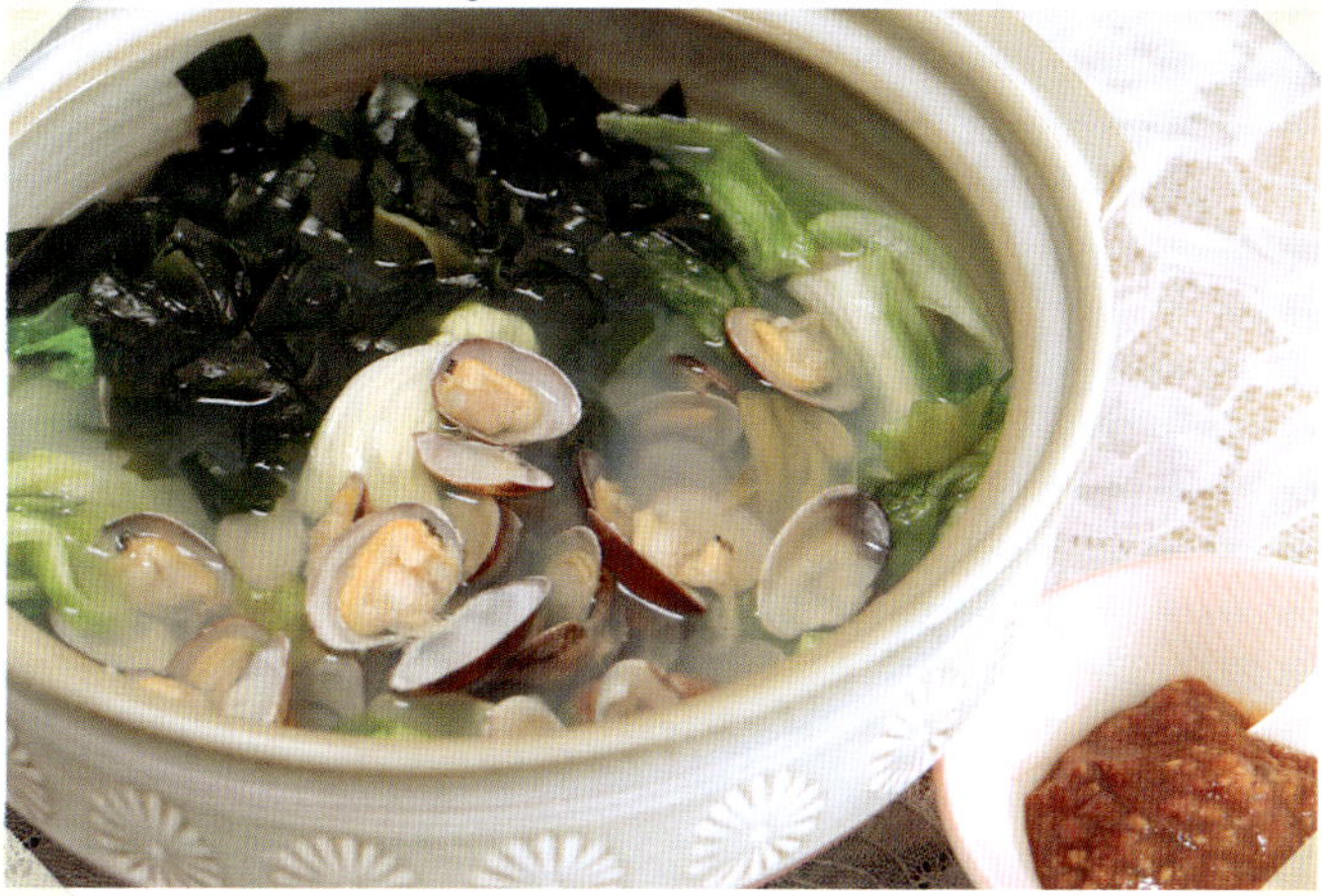

小腹レシピ

【作り方】

1. アサリは殻をこすり合わせてよく洗い、レタスは手でちぎり、ワカメは食べやすい長さに切ります。
2. 梅干は種を除いて包丁でたたき、小さい器に入れ、梅みそダレの他の材料とよく混ぜ合わせておきます。
3. 鍋に分量の水、塩、アサリを入れて中火にかけます。
4. アサリの口が開いたら、レタスとワカメを加え、煮えたものから梅みそダレをつけていただきます。レタスのシャキシャキ感を味わうため煮すぎないようにしましょう。

Recipe _04

タンポポ効果で肌ツヤアップ

タンポポ団子

タンポポの根と葉は漢方薬にも使用されているほど、美容や健康に効果があるもの。タンポポコーヒーには、ビタミンや鉄分、ミネラルなどが含まれています。胃腸薬としても知られているので、あまり食欲がない時にもおすすめ。さらに、毎日常用すれば、皮膚のツヤを向上させたり、皮膚炎などの改善効果も期待できます。タンポポコーヒーにはカフェインが含まれていないので、コーヒーが飲めない人にも安心して使ってもらえます。

[材 料 （約14個）]

団子

- 白玉粉 ―― 60 g
- タンポポコーヒー ―― 50 g
- 水 ―― 120cc
- 塩 ―― 少々
- クコの実 ―― 適宜

団子のタレ

- 黒砂糖 ―― 40 g
- 水 ―― 120cc
- 本くず粉 ―― 大さじ２杯

美肌効果が
期待できる
タンポポコーヒーで
肌ツヤアップ！

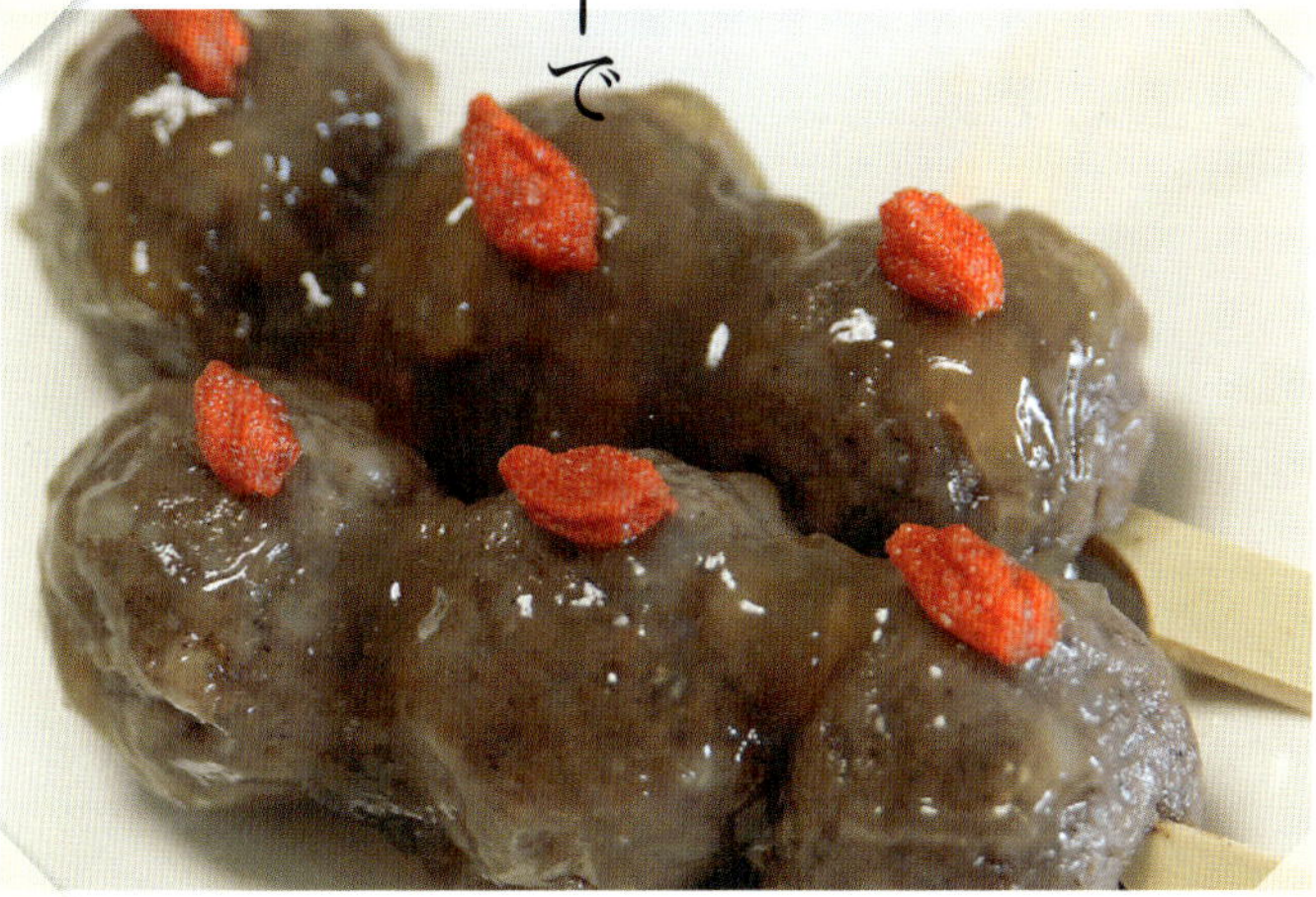

小腹レシピ

［ 作り方 ］

1. ボールに白玉粉を入れ、水120ccを入れてよく混ぜます。そこにタンポポコーヒーを加え、こねましょう。

2. 丸い団子を作り、それを熱湯に入れます。浮き上がってきたら、さらに２〜３分ほど煮ましょう。煮えたら水を張ったボールに団子を入れておきます。

3. タレは、鍋に黒砂糖・水を煮立て、溶いた本くず粉を入れ、とろみをつけます。団子にタレをからめ、好みでクコの実を飾れば、でき上がりです。

Recipe _05

腸の老廃物をすっきり排出！

豆腐とコンニャクのおひたし

コンニャクは腸をすっきりきれいにしてくれます。なぜなら、コンニャクに含まれる特殊酵素とマンナンが有効に働いて、腸の大掃除をしてくれるから。毒素の排出が大変スムーズに進むため、便秘がちの人には特におすすめです。

さらに、大豆製品の一つである豆腐は、女性にぴったりの食べ物。豆腐に含まれるイソフラボノイドは、女性ホルモンに似た働きをすると言われています。そのため、骨粗しょう症の予防に効果があります。

材料（2人分）

豆腐	1丁
コンニャク	半丁
だし昆布	少々
水	2カップ
生姜	適宜
醤油	適宜
小ネギ	適宜

毒素の排出をスムーズにするコンニャクで腸の大掃除！

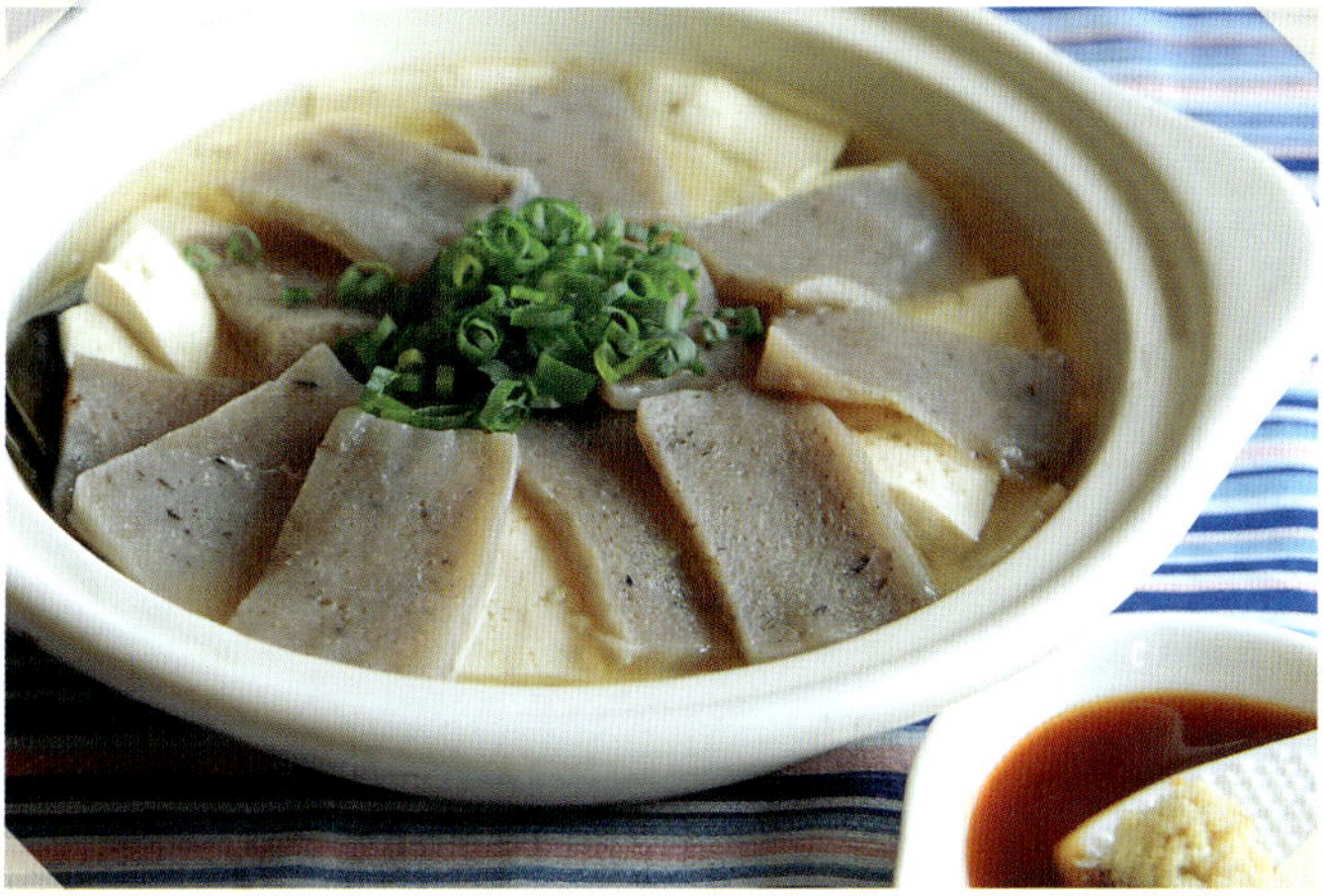

小腹レシピ

作り方

1. 豆腐、コンニャクをできるだけ薄く切ります。
2. 土鍋にだし昆布、豆腐とコンニャクを並べ、水を入れます。中火で沸騰してから７～８分で火を止めましょう。
3. 火を止めたら、そのまま鍋に置き冷まします。好みで小ネギをトッピングしましょう。
4. おろし生姜と醤油を混ぜ、豆腐とコンニャクを生姜醤油につけて食べましょう。

Recipe _06

ホルモンのバランスを整える

玄米おにぎり

米の外皮・ぬか・胚芽をすべて食べることのできる玄米は、栄養価の高い食べ物。白米と比べると脂肪、ビタミン、ミネラルが数倍あります。さらに、胚芽に含まれるパントテン酸は副腎皮質ホルモンを分泌して、ストレスによるさまざまな障害を防いでくれます。

一方、小豆にもビタミンやカルシウム、リンや鉄など多くの栄養成分が含まれています。中でも、小豆のサポニンは、利尿作用を促してくれ、むくみ予防などに効果的です。

[材料 （2～3人分）]

玄米	3カップ
小豆	27 g
水	4カップ
塩	5 g

※おにぎりを握る時の塩少々は別途必要。

メリット豊富な
玄米と小豆で
ストレス&
むくみ知らずに。

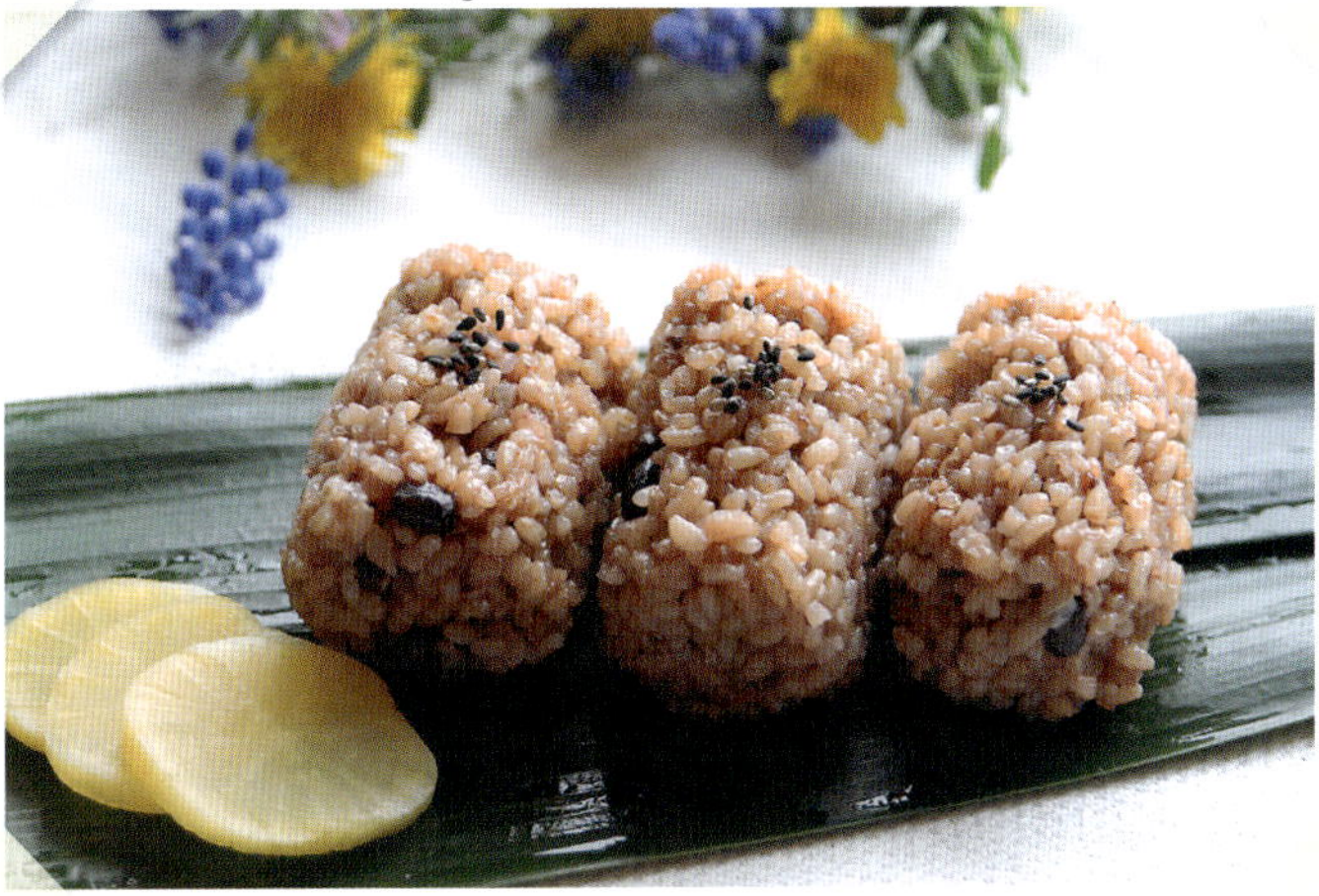

[作り方]

1. 土鍋に玄米・小豆・水・塩を入れ、フタをして1時間以上置いておきます。
2. 土鍋を火にかけます。最初は中火、沸騰したら弱火にし、1時間半炊きましょう。その後、火を止めて、15分蒸らせばでき上がりです。
3. 炊き上がった玄米を適量取り、塩をまぶしながら俵型に握ります。冷めてもおいしく食べられるおにぎりです。

Recipe _07

体を温めて血色を向上

おかゆ de パン

健康食、玄米。ただ、苦手な人にとっては食べづらい食材でもあります。そこで、おすすめなのが、おかゆにして食べる方法。こうすれば、普通に炊くよりさらに柔らかくなるので、食べやすさがアップ。おかゆは、体を温める効果もあるので、血行や血色もよくなります。

そんな玄米がゆをパンにして食べるのもあり。栄養価はそのままに、持ち運び可能な「おかゆｄｅパン」。穀物の素晴らしさを感じられる滋味深い味わいです。

[材料 （約15個）]

玄米のおかゆ

玄米	1カップ
水	3カップ半
塩	少々

パン

地粉（中力粉）	3カップ
塩	小さじ1杯半
白ゴマ	大さじ1杯半
レーズン	大さじ3杯強

血色をよくする
玄米のおかゆ。
持ち運び可能な
パンでも楽しむ。

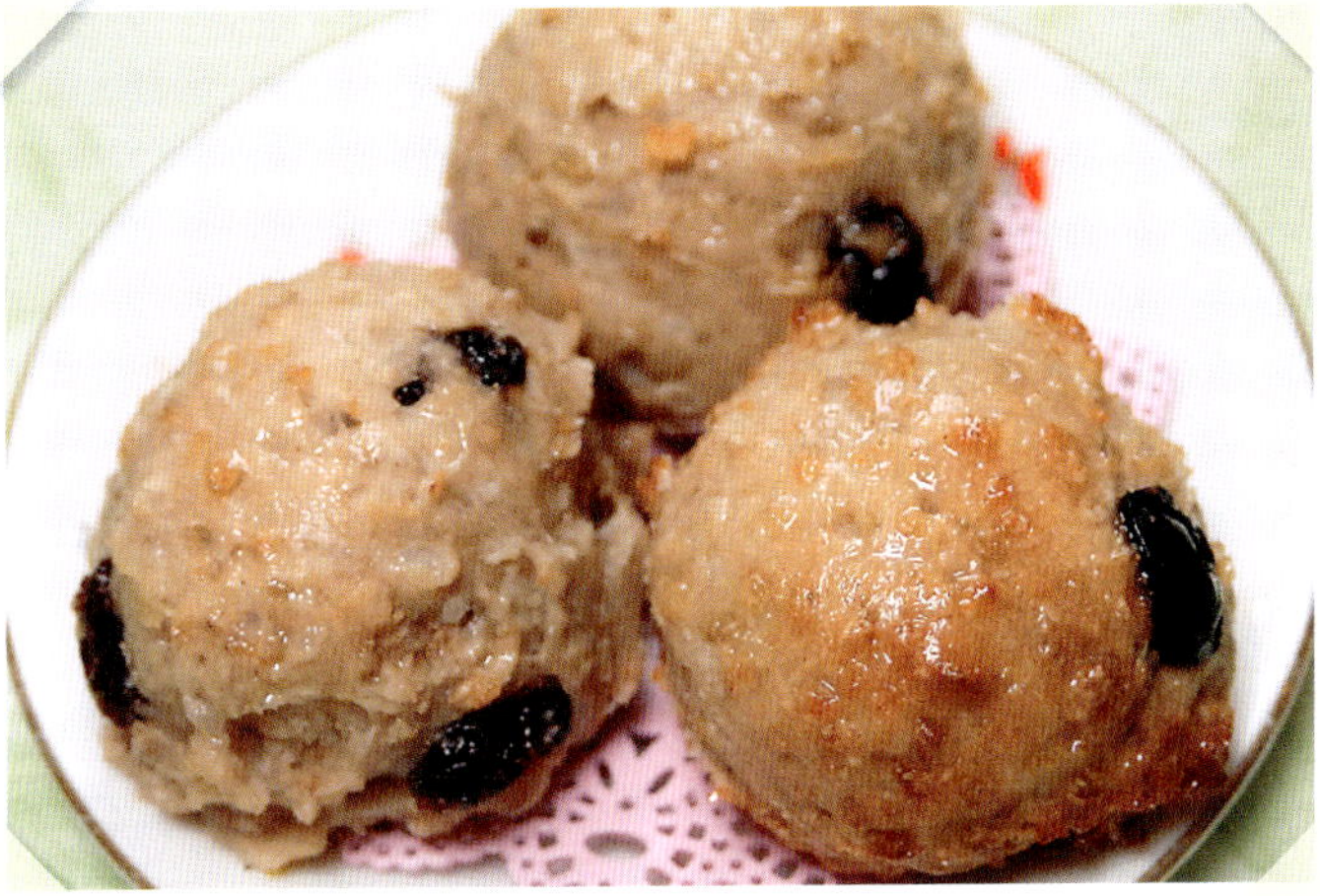

小腹レシピ

[作り方]

1. 玄米・水・塩少々を土鍋に入れて炊き、おかゆを作ります。おかゆ(玄米)の硬さは好みで調整して下さい。
2. ボールに冷えたおかゆを取り、パンの材料をすべて入れて菜箸でよく混ぜ合わせ、生地を作ります。
3. 天板にオーブンシートを敷き、生地をスプーンですくい並べます。オーブンに入れ、始めは150度で25分。その後、170度で10分、190度で5～9分焼いて、でき上がりです。

Recipe _08

食物繊維で体も心もすっきり

元気おやき

野菜を食べる時は、そのエネルギーを余すことなく食べることが大切。玉ネギの皮や青ネギの根、キャベツやブロッコリーの芯、ニンジンのヘタなどを捨ててしまっていませんか。そういった皮や芯や根にこそ、栄養成分がたっぷり含まれているもの。食物繊維もたっぷりだから、お肌や腸を整えるのにも最適です。好みの野菜を使ったり、余り物を処分する際など、いろいろと工夫して、自分なりの"元気おやき"を作ってみて下さい。

[材料（2～3人分）]

野菜のヘタや根など ※お好みの野菜を使用。	150 g
干しエビ	10 g
白ゴマ	大さじ1杯
小麦粉	適宜
塩	少々
水	適宜
ゴマ油	適宜
醤油	大さじ1杯程度

野菜を余さず
食べれば
腸もお肌も
元気いっぱいに。

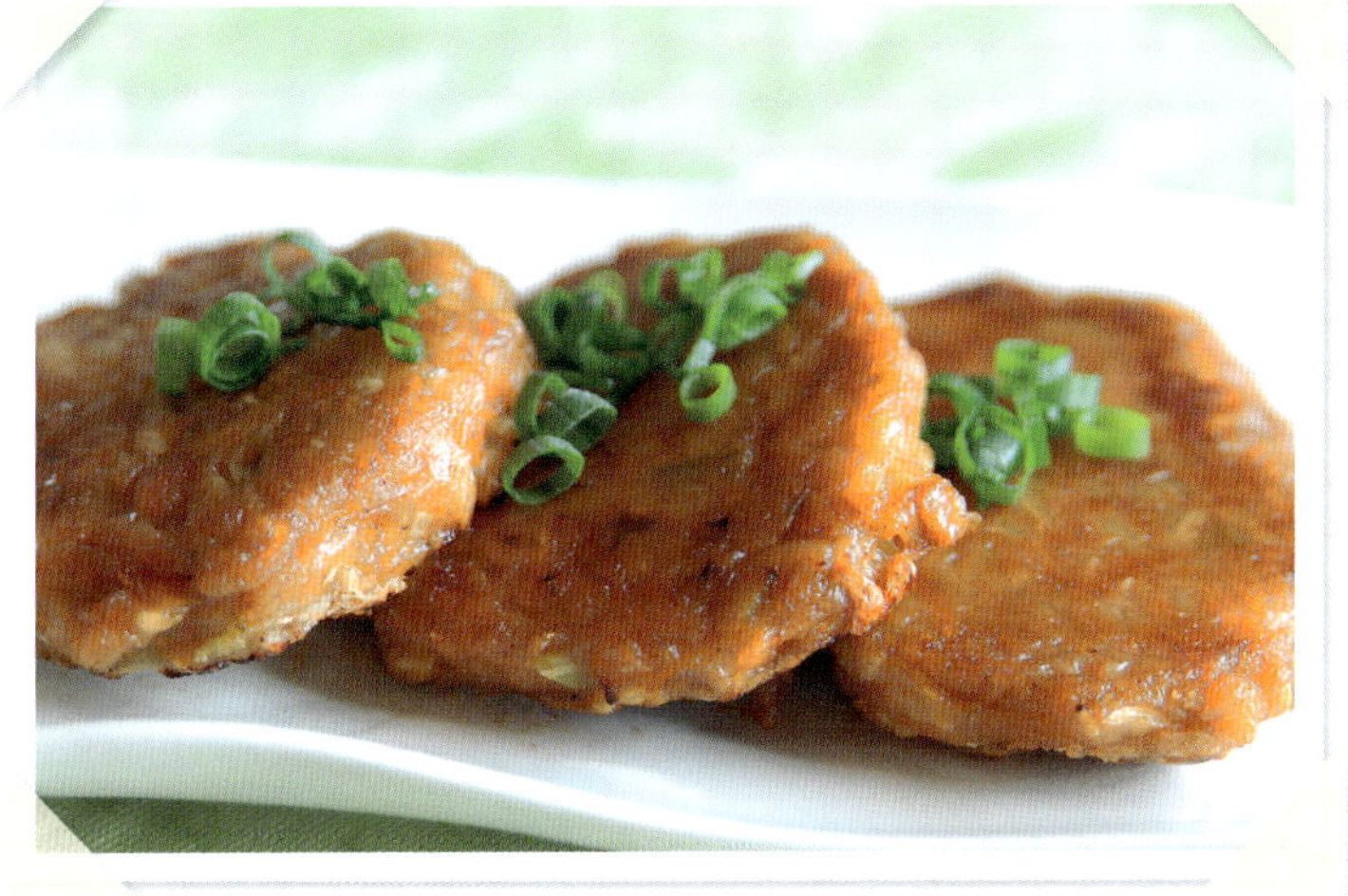

[作り方]

1. 好みの野菜のヘタや根などを細かく刻みます。
2. 細かく刻んだ野菜に、干しエビ・白ゴマ・小麦粉・塩・水を入れ、耳たぶ程度の硬さになるまでよく混ぜましょう。
3. フライパンにゴマ油を敷き、（2）を大さじ1杯ぐらいずつ流し入れ、両面焼きます。
4. 最後に、フライパンに醤油を回し入れ、味を整えたら、でき上がりです。

Recipe _09

体はポカポカ！ 体力もアップ

くず餅

「くず」はデンプン類の中で最高級の食材。8キロほどのくずの根から取れるくず粉は、その1割弱程度です。生産量が少なく、手間ひまかけて作られる貴重なくずには、解毒作用の他、整腸作用や体を温める保温効果があります。また、筋肉をほぐして血液循環をよくする効果も備わっています。

土の中にしっかりと根を張るくずの持つエネルギーを体にたくさん取り込んで、体を内側から温め、体温アップ・体力アップで、毎日元気に過ごしましょう。

[材料（流し缶 大1個分）]

くず餅

本くず粉――1カップ（100g）

水――3カップ半

黒みつ

黒砂糖――150g

水――60cc

※黒砂糖と水を混ぜます。

きな粉――大さじ2杯

塩――少々

※きな粉と塩を混ぜます。

”くず“の持つエネルギーを取り込めば体がポカポカ！

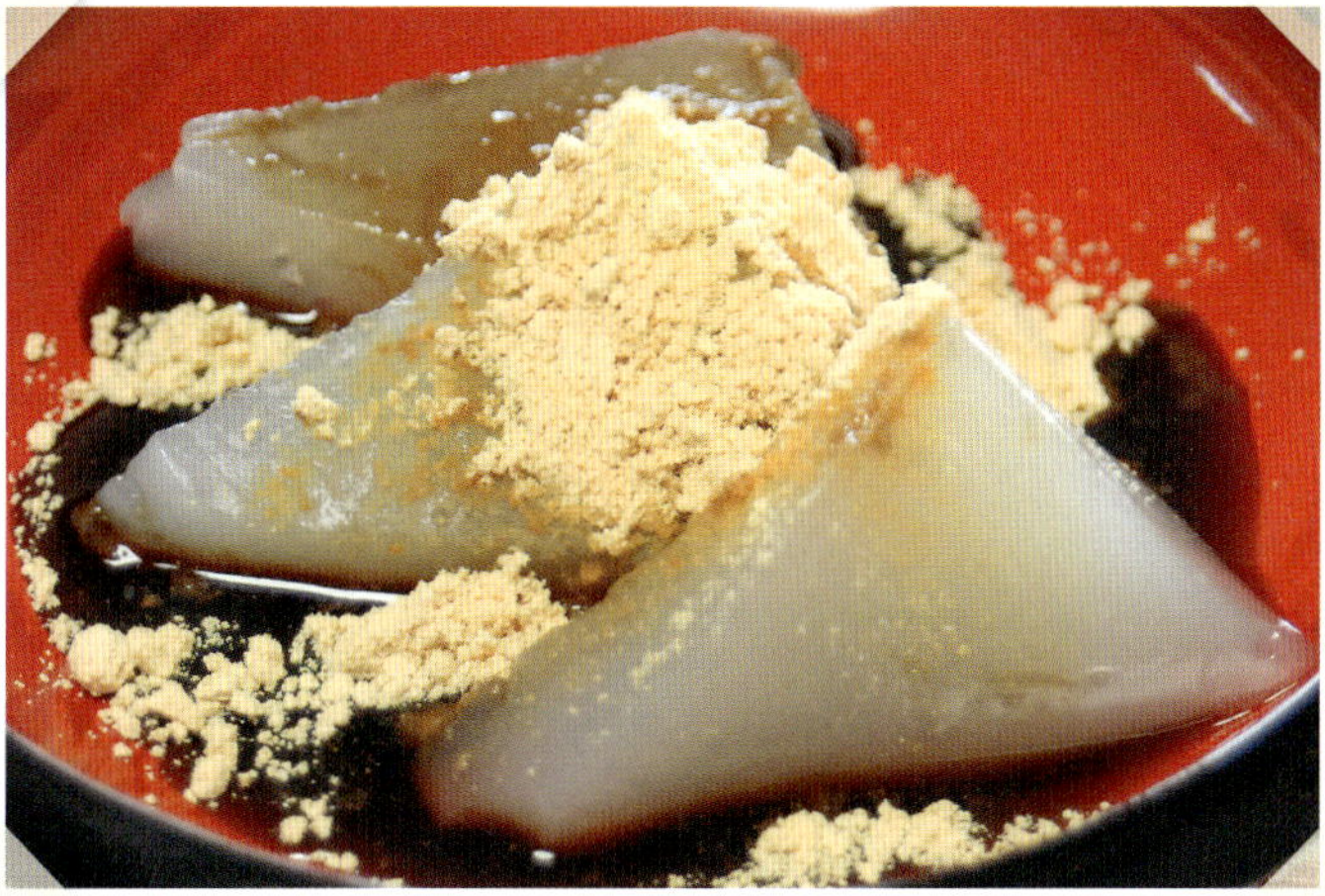

［作り方］

1. 鍋に本くず粉と分量の水を入れ、木ベラでよく混ぜ溶かしてから、中火にかけます。焦げつかないように、木ベラで透明になるまでよく練りましょう。
2. 流し缶を水で濡らし、(1)を流し入れます。ラップをかけて、冷蔵庫で冷やしましょう。
3. 鍋に水を黒砂糖を入れ、よく溶かし、弱火で鍋全体に気泡が広がるまで煮て黒みつを作ります。火にかけたらかき混ぜないこと。
4. ２が固まったら好みの大きさに切ります。黒みつをかけ、その上からきな粉と塩を混ぜたものをかけてでき上がりです。

Recipe _10

肌荒れの改善にも効果抜群！

サツマイモの干し芋

小腹が空くと、甘味がほしくなる時がありませんか。そんな時におすすめなのが、蒸したサツマイモを天日干しした「サツマイモの干し芋」。太陽のエネルギーをいっぱい浴びて、おいしさも栄養価も倍増。水分が飛ぶので、保存食としても利用でき、いつでも手軽に食べられます。サツマイモには、たくさんの栄養成分が含まれていますが、注目すべきはビタミンB2をはじめとするビタミン類の豊富さ。肌荒れはもちろん美肌効果抜群の食材です。

[材料]

サツマイモ ―――― 適宜

※お好みの量を用意して下さい。

サツマイモのビタミンB2を摂取して肌荒れを改善！

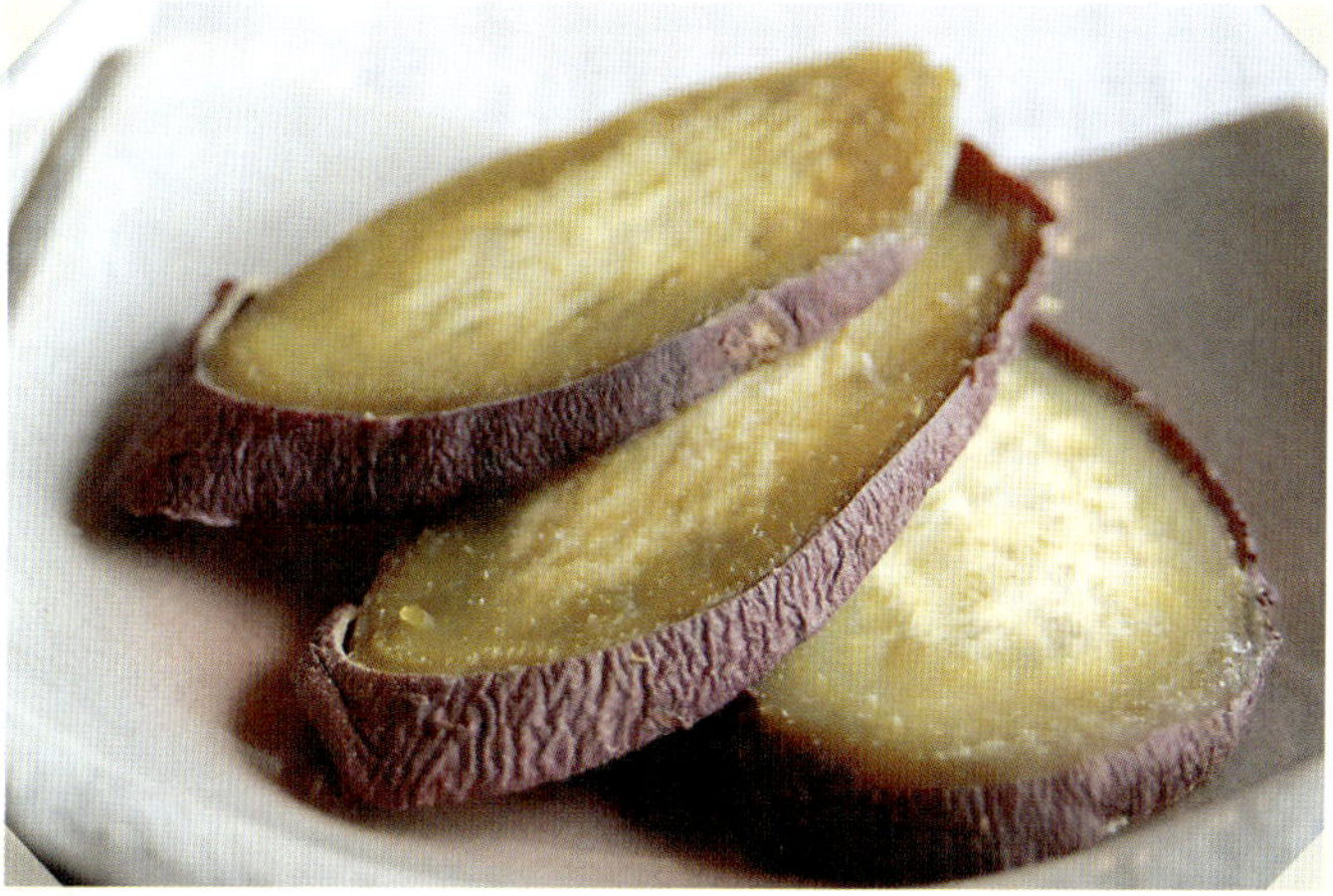

[作り方]

1. 好みの量のサツマイモを用意し、蒸します。
2. 蒸し上がったら、５mm程度の厚さにスライスしましょう。
3. スライスしたサツマイモを、ザルなどに並べて置き、２～３日ほど天日干しすればでき上がりです。

食事で
きれいになる
コラム
1

一緒に食べると体が喜ぶきれいになる”つけ合わせ“

”うなぎと梅干“、”天ぷらとスイカ“など、昔から食べ合わせが悪いとされてきた食材がある一方、一緒に食べるといい効果をもたらしてくれる食材があります。この食べ方の法則を知っておくことは、美しくなるための食事法の一つ。

例えば、卵は匂いの強い野菜と組み合わせることで、タンパク質が分解されやすくなります。だから、卵を食べるなら、オムレツの中に「玉ネギ」を入れたり、ニラ玉などにするのがおすすめ。天ぷらには「大根おろし」がつきものですが、この大根おろしには余分

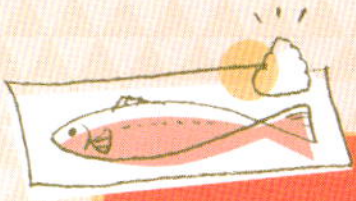

賢い食べ合わせを知ろう

マグロに「ワサビ」、カツオに「生姜とニンニク」、サンマに「大根おろし」、鶏肉と「ネギ」などが賢い食べ合わせ。

な油を排泄する働きがあります。また、肉などの動物性食品全般には、キノコ類がぴったり。キノコには、動物性タンパク質が分解した時に出る尿酸などの酸毒を中和するアルカリ成分が多く含まれているのです。

その他、焼き魚には「大根おろし」、刺身には「ワサビ」、揚げ物には「レモン」などをつけ合わせましょう。このように、食べた物の消化を助け、促してくれる分解酵素の働きを持つ食材をうまく利用することが大切です。また、食べ物の消化をよくするためにも、よく噛んで食べることを忘れずに。

腸内をきれいにすれば シミ、そばかすのない美肌に。

シミ・そばかすの原因は、顔面の皮下組織にたまった老廃物のせい。食べたものが完全に分解・吸収されていれば、老廃物はたまらないので、シミ・そばかすは現れないもの。美肌を保つには便秘を解消し、腸内をきれいにすることが大切です。

シミは、血液中の動物性物質が老化や日焼けによって酸化し、1カ所にたまったもの。そばかすは、砂糖と乳製品、ジャガイモなどの取りすぎが原因とも言われます。油類・食品添加物や、薬類などに含まれる化学物質の摂取を避け、体の内側から防衛しましょう。

もちろん 紫外線も大敵

紫外線を浴びすぎると細胞の修復力が弱まり、ハリのない肌を作ります。そのため、帽子などで直射日光を避けることも大切です。

食事で
きれいになる
コラム
3

ゴマ油や菜種油を使って酸化しにくい体を作ろう！

油は、細胞や肌や髪に潤いをもたらす働きをしてくれるもの。適度に摂取することが大切です。特に、未精製の油には細胞や毛細血管を強くしたり、血液の掃除をするレシチンを作り出す成分が含まれています。

　食用油には、大きく分けて植物性と動物性の2種類あるのは知っていますか？　植物性の食用油は、脂肪分の多い植物の種子から取れます。中でも、ゴマの油や菜種の油は酸化しにくく、食用に最適なので特におすすめ。自然に近い形で絞られた未精製の食用油を選ぶのが賢いポイントです。

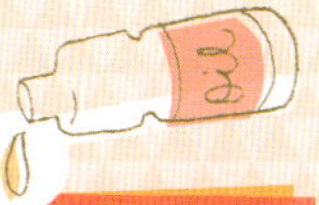

油を選ぶ時の注意点

一部のサラダ油などは、薬品摘出や化学処理が施されていたり、高温処理で自然の成分が変質しているものがあるので注意が必要。

Part 5

エイジングストレッチ

5

毎日の習慣にしたい
美しくなる簡単ストレッチ

“エイジングストレッチ”は、誰でも無理なく行える簡単なもの。
だから、毎日の習慣にするのにぴったりです。
日々のストレッチで美しい体を手に入れましょう。

Part

始める前に！

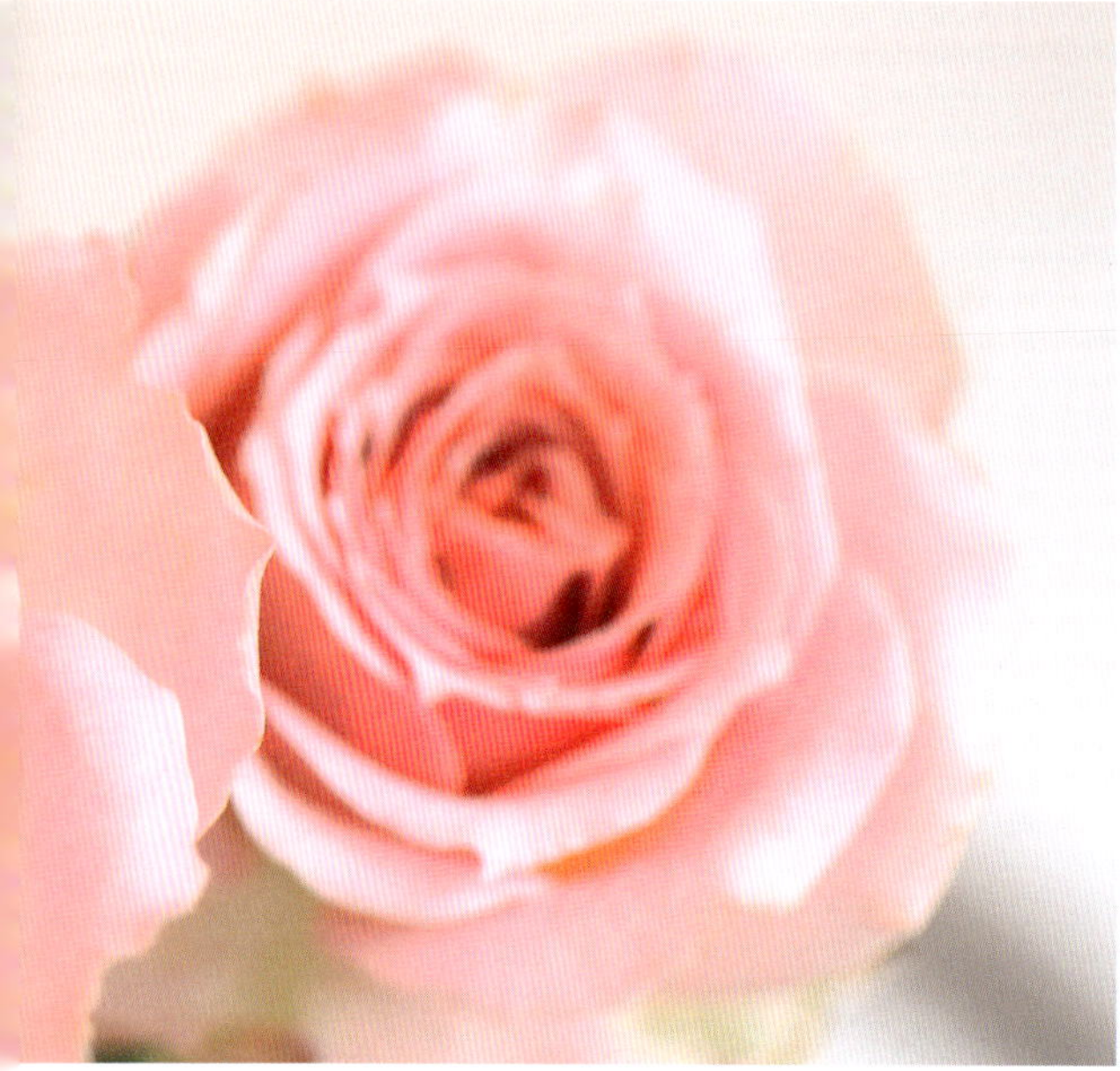

毎日ストレッチをする理由と効果って？

1 理由と効果

体をしなやかにして美しいしぐさを手に入れるため。

筋肉や関節を適度に伸ばしたり、優しく動かして刺激を与えると、体は本来の可動性を取り戻します。可動域が広がると、体はしなやかになるもの。姿勢や歩き方など、しぐさも美しく変化します。

2 理由と効果

骨格の歪みを修正して体のラインを美しくするため。

股関節や背骨の歪みは、姿勢を悪くするとともに血行不良や免疫低下など、全身機能に不調をもたらします。こうした歪みを取り、体のラインを美しくするだけでなく、体の内側もきれいにしていきます。

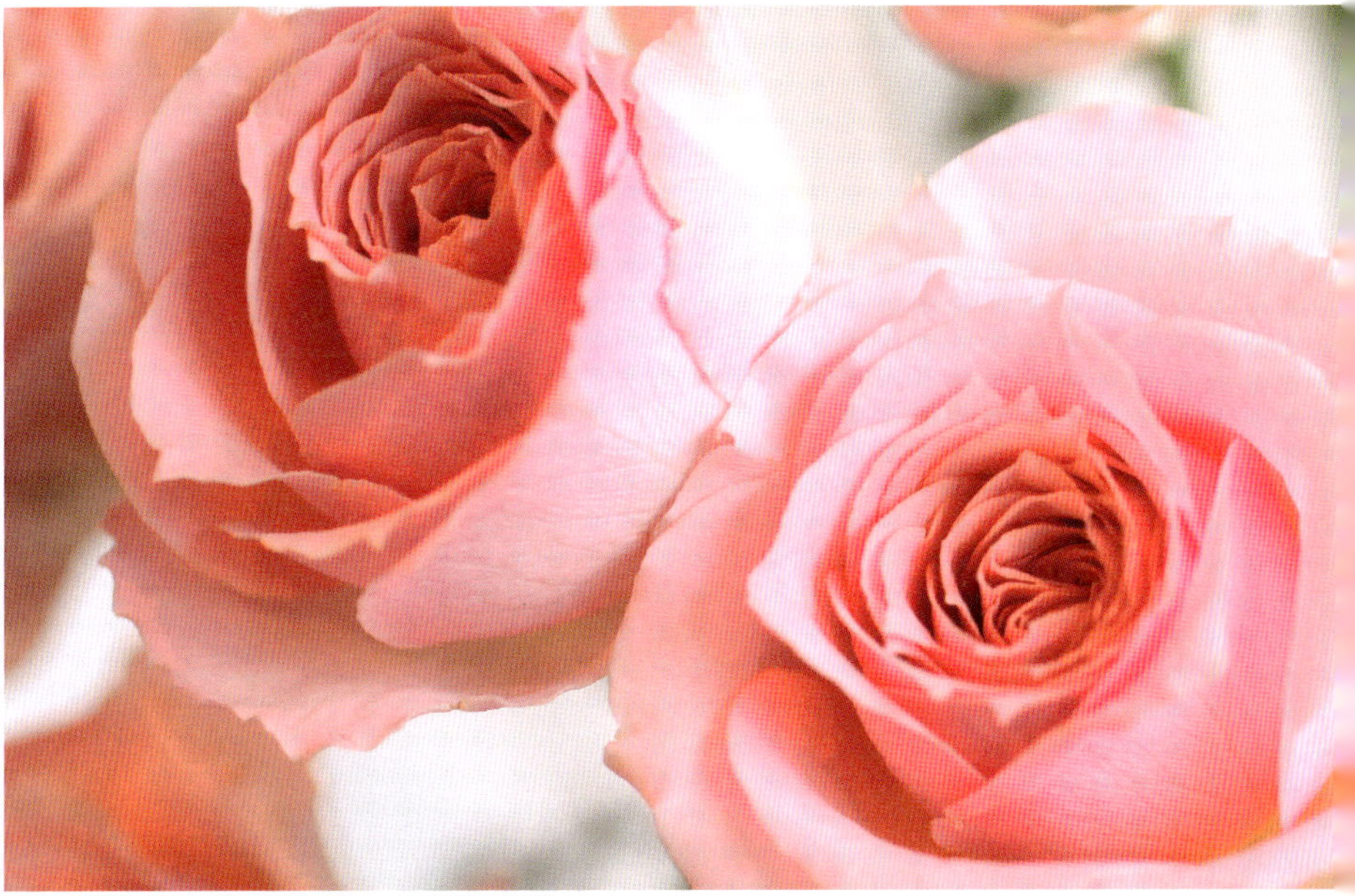

3
理由と効果

内臓に刺激を与え各部位の働きを活性化させるため。

偏食や姿勢の悪さなどが原因の内臓不調。こうした不調を取り除くため、ストレッチで内臓をマッサージし、正常な働きや機能を回復させます。また、自律神経のバランスが整い、内臓機能がより活性化します。

毎日こんな感じで続けてみよう!朝昼晩のストレッチメニュー

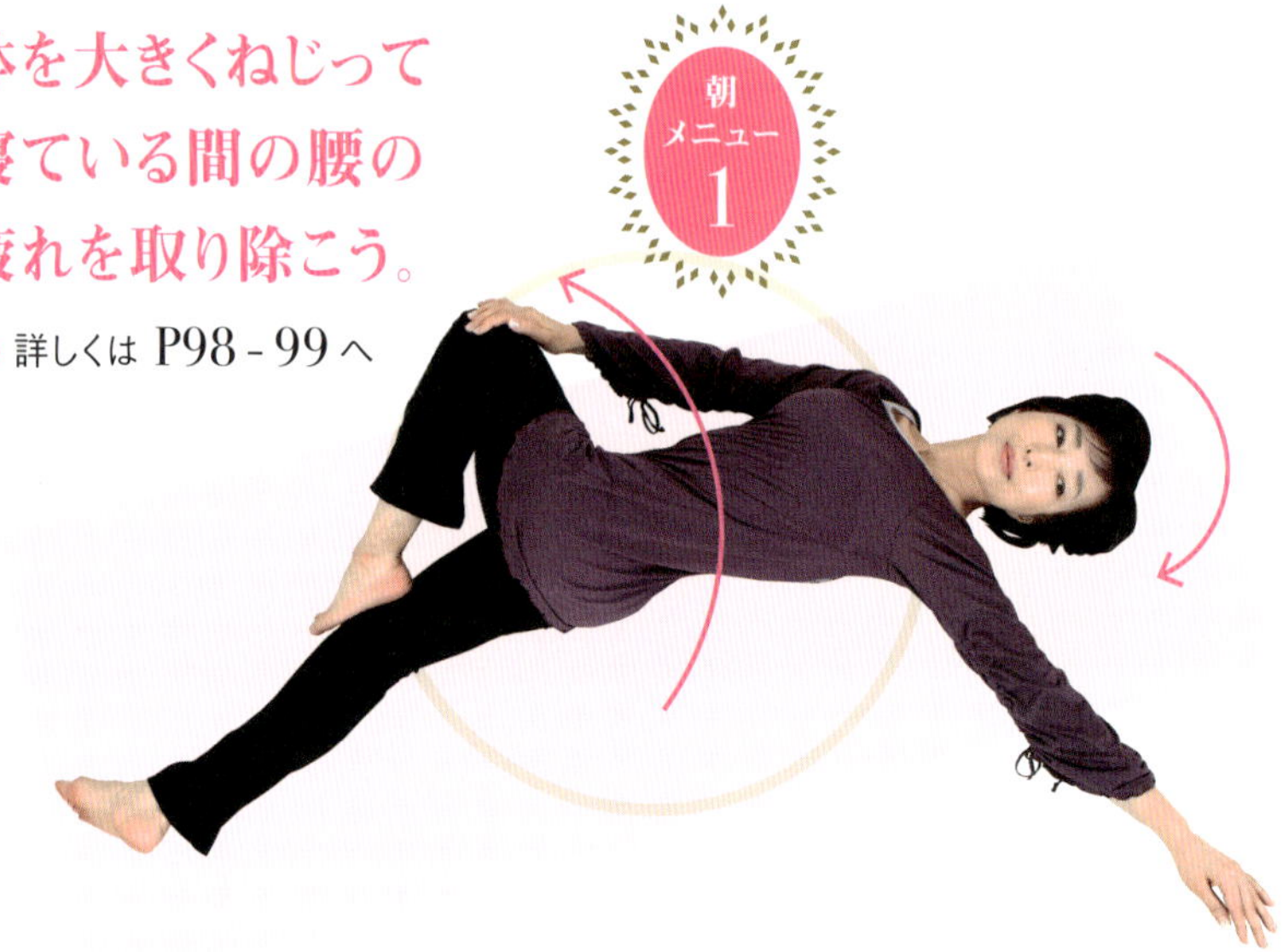

体を大きくねじって寝ている間の腰の疲れを取り除こう。

→ 詳しくは P98 - 99 へ

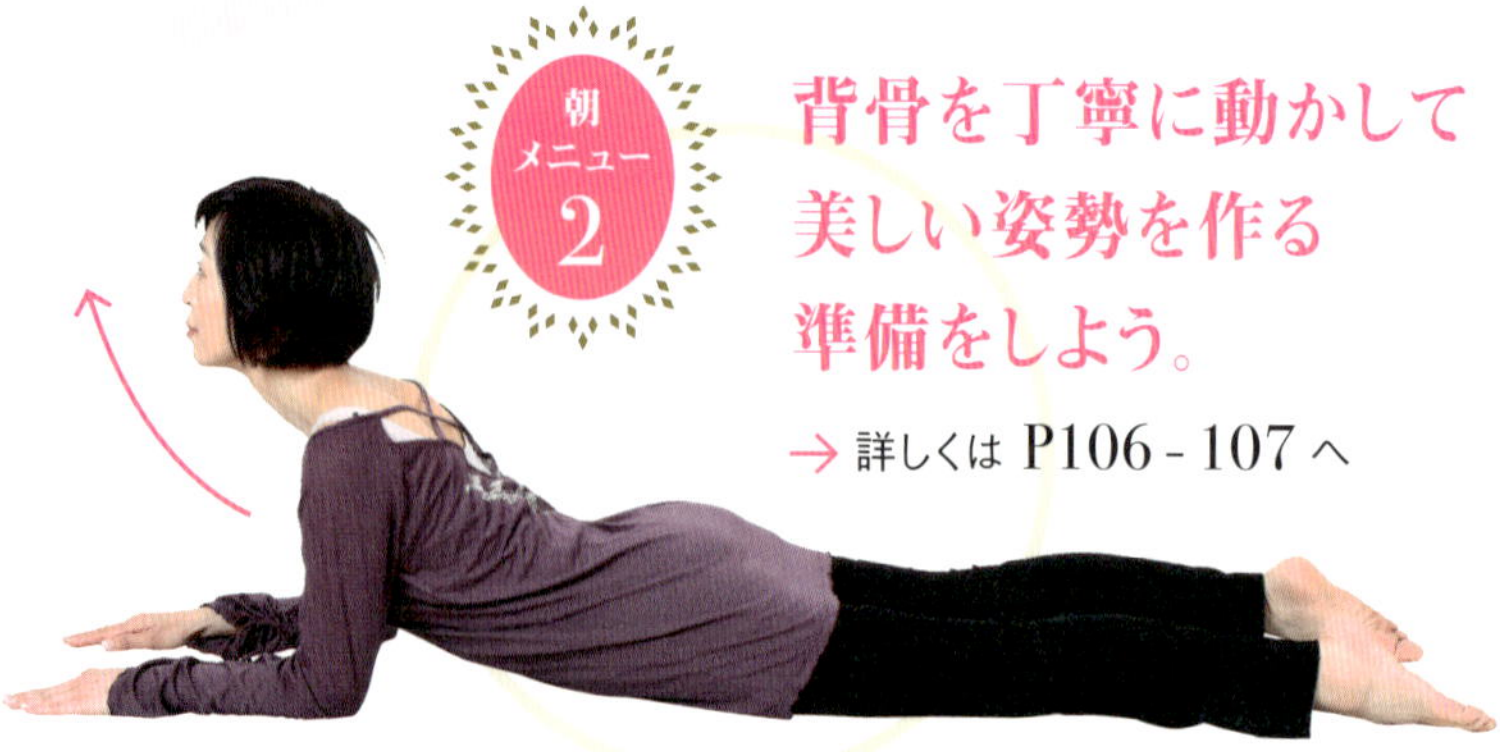

背骨を丁寧に動かして美しい姿勢を作る準備をしよう。

→ 詳しくは P106 - 107 へ

Morning
朝

朝起きたら

目が覚めたら、朝のストレッチから始めよう。

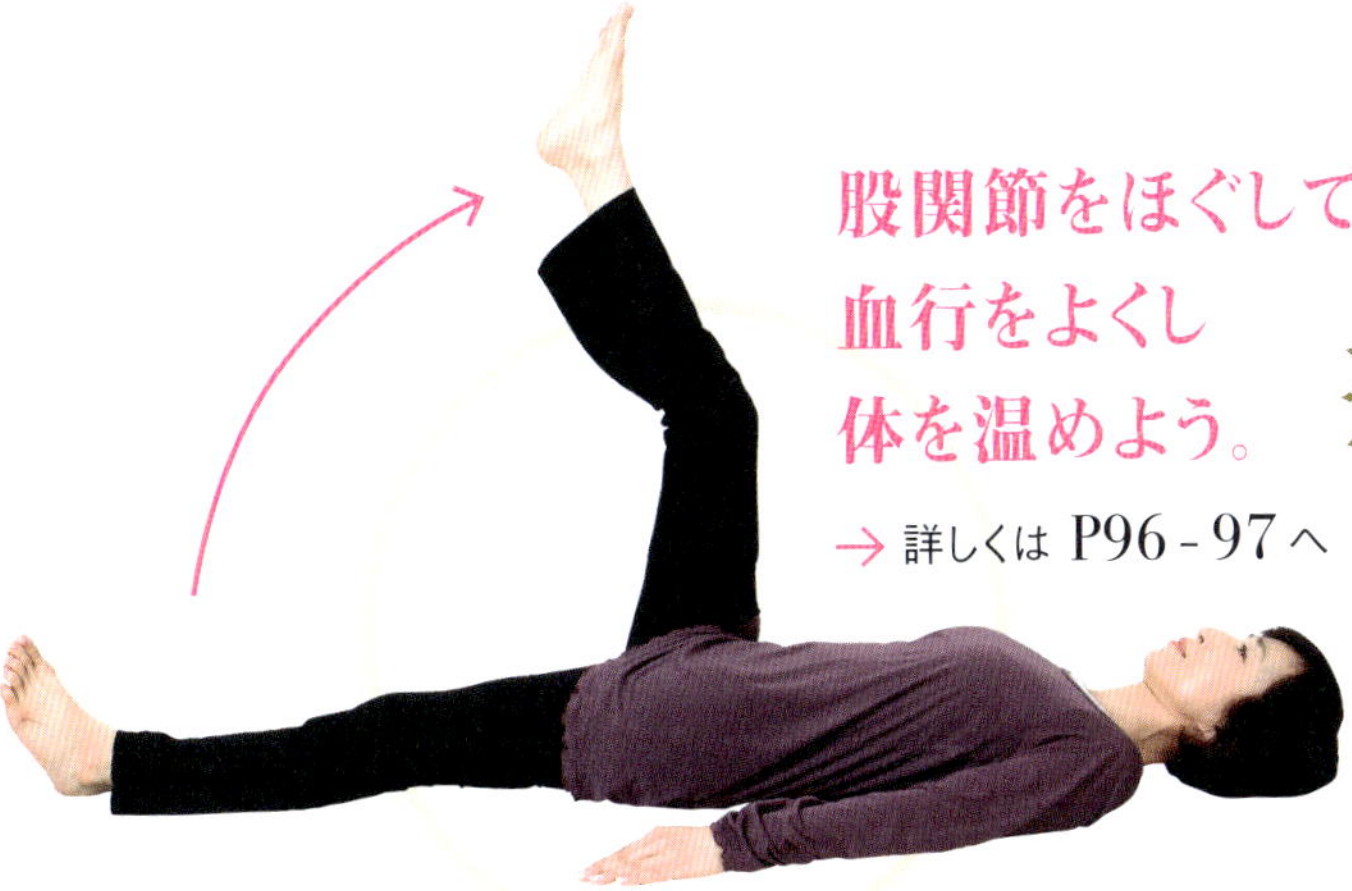

股関節をほぐして血行をよくし体を温めよう。

朝メニュー3

→ 詳しくは P96-97へ

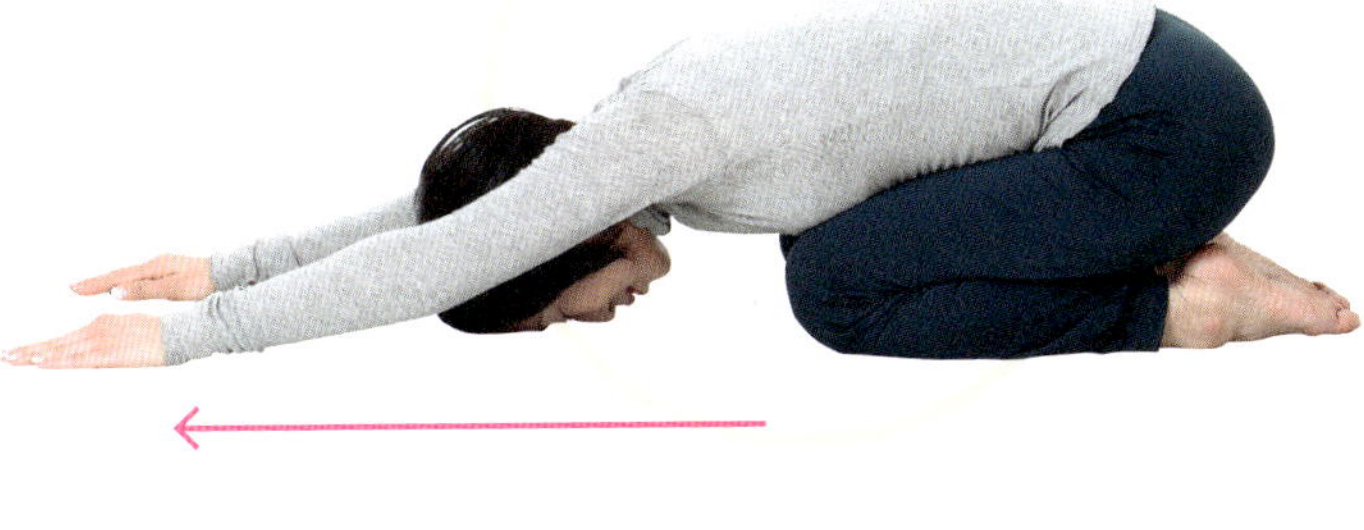

背中・腰・腕をしっかり伸ばしてエネルギーチャージ。

朝メニュー4

→ 詳しくは P88-89へ

Daytime
昼

仕事や家事の合間に

ちょっとした時間を活用して体を動かそう。

昼
メニュー
1

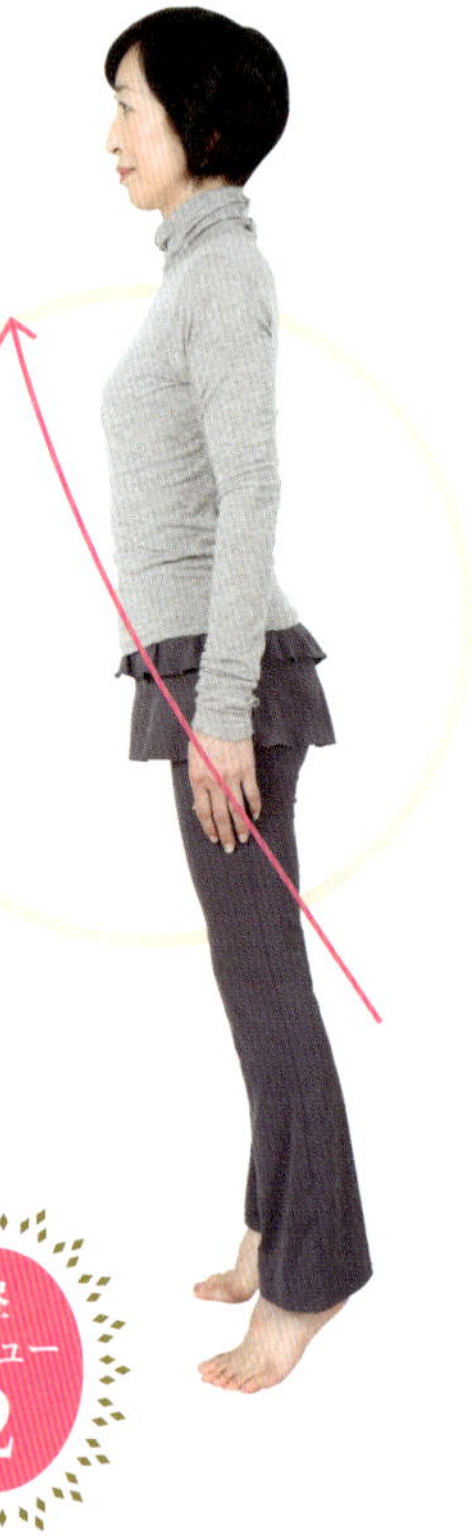

簡単な爪先立ちで
細く引き締まった
足首を作ろう。

→ 詳しくは P82 へ

昼
メニュー
2

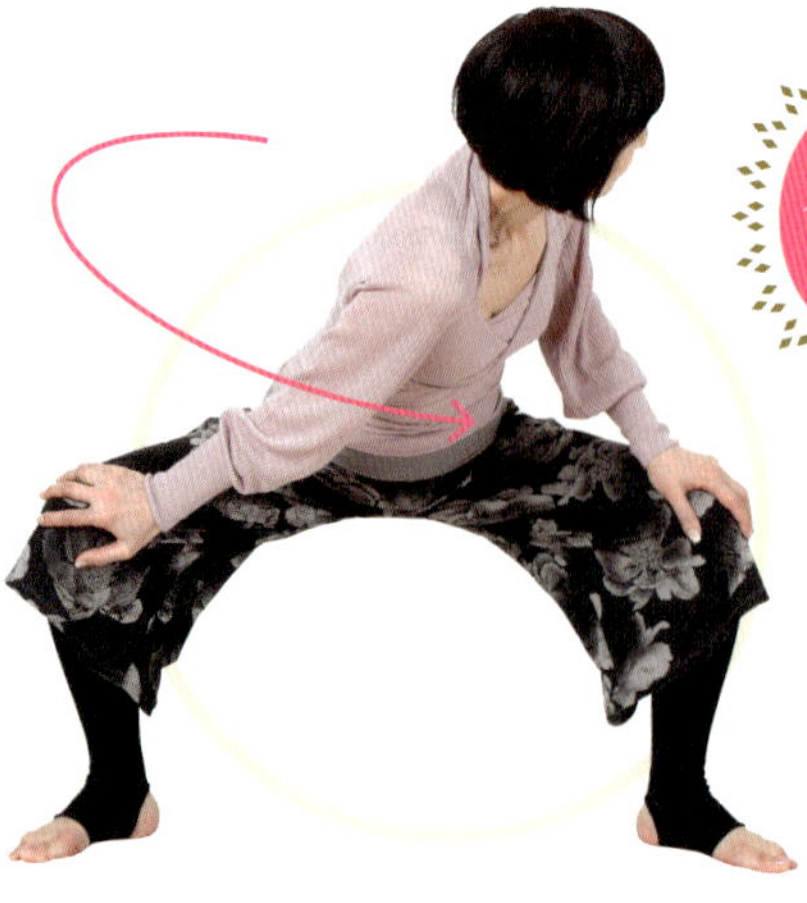

股関節を開き
全身の筋肉を使って
脂肪を燃焼！

→ 詳しくは P116-117へ

Night
夜

夜寝る前に

1日の疲れをストレッチですっきり取り除こう。

夜
メニュー
1

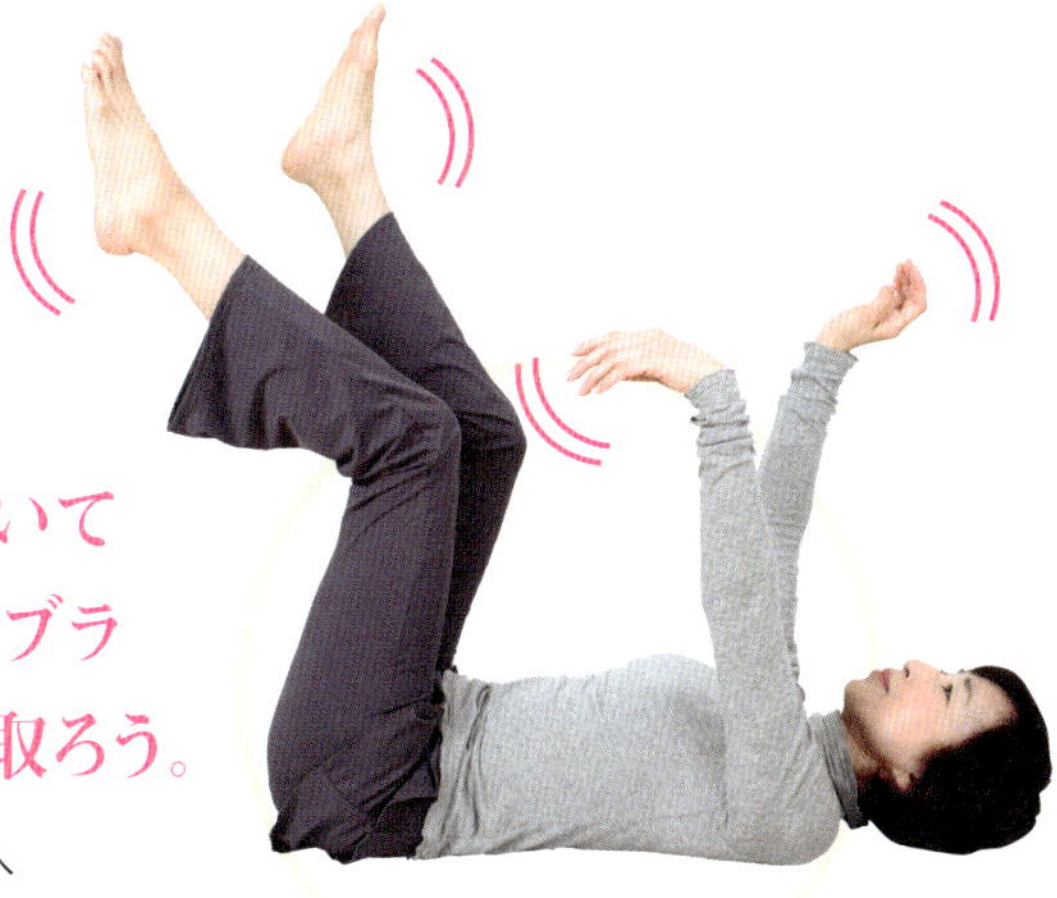

**体の力を抜いて
ゆらゆらブラブラ
足の疲れを取ろう。**

→ 詳しくは P85へ

夜
メニュー
2

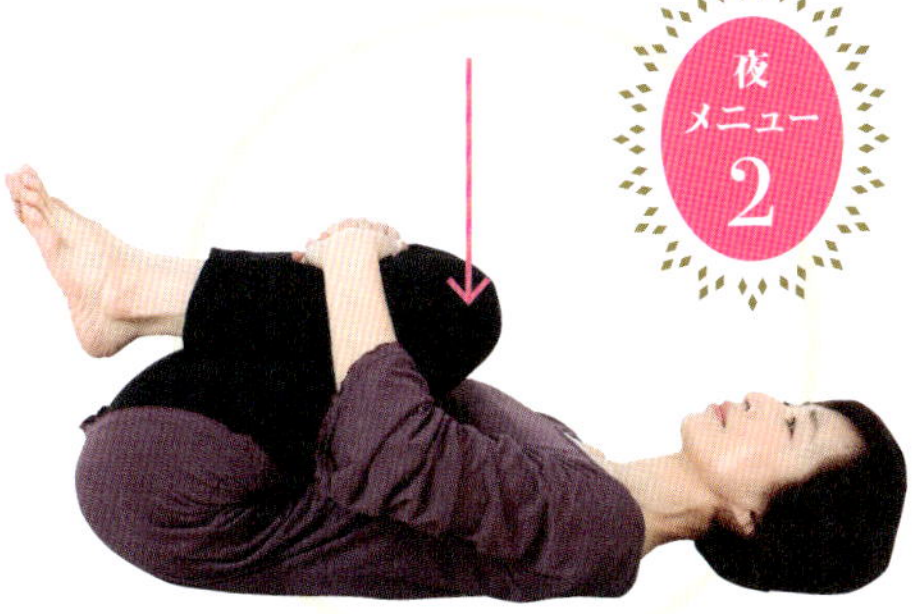

**下腹部を刺激して
明日のために
きれいな腸を作る。**

→ 詳しくは P102 - 103へ

ストレッチを始める前に覚えておきたい心得

心得◆1

無理をしない

翌日に疲れが残るようでは、ストレッチのやりすぎです。「マイペースに楽しみながら」を心がけましょう。もし、気分が悪くなるようなことがあれば、すぐにやめて休んで下さい。

心得◆2

意識を集中する

体を動かすだけでなく、脳も働かせます。意識して体を使うことで、脳が活性化されるのです。体がどのように動いているのか、頭できちんと意識してストレッチを行って下さい。

心得◆3

一つずつ丁寧に

少ない運動量でも一つひとつ丁寧に行うことで、十分効果があります。また、急激に体を動かすことはケガの原因。自分の体の状態に合わせた加減で、ゆっくりと行うことが大切です。

ストレッチを行う際の注意点

場所に関して

平らな場所で行って下さい。硬めのカーペットか、畳の上がおすすめです。滑らないように、ヨガマットなどを使用するのもいいでしょう。

時間に関して

自分のスケジュールに合わせて、都合のいい時間帯に行いましょう。ただし、食事後は目安として2時間たってから行うように心がけて下さい。

服装に関して

体を動かしやすい服装で行うのがベストです。通気性があって皮膚呼吸を妨げないもの、体を締めつけないものなどを選びましょう。

心得 4

毎日少しずつ続ける

自分が無理なくできるストレッチを2〜3種目見つけて、毎日続けてみましょう。また、回数にこだわるより、心地よさを優先して下さい。続けることで、少しずつ効果も表れます。

心得 5

呼吸を止めない

集中すると、ついつい呼吸を止めてしまうことがあります。ストレッチ中は呼吸にも意識を向けて、止めないように気をつけて下さい。体を動かしている時は、自然呼吸を続けましょう。

自分の体を知っておこう！

自分の体、どこに何が
あるのか知ることで
ストレッチの効果も
より高まります。

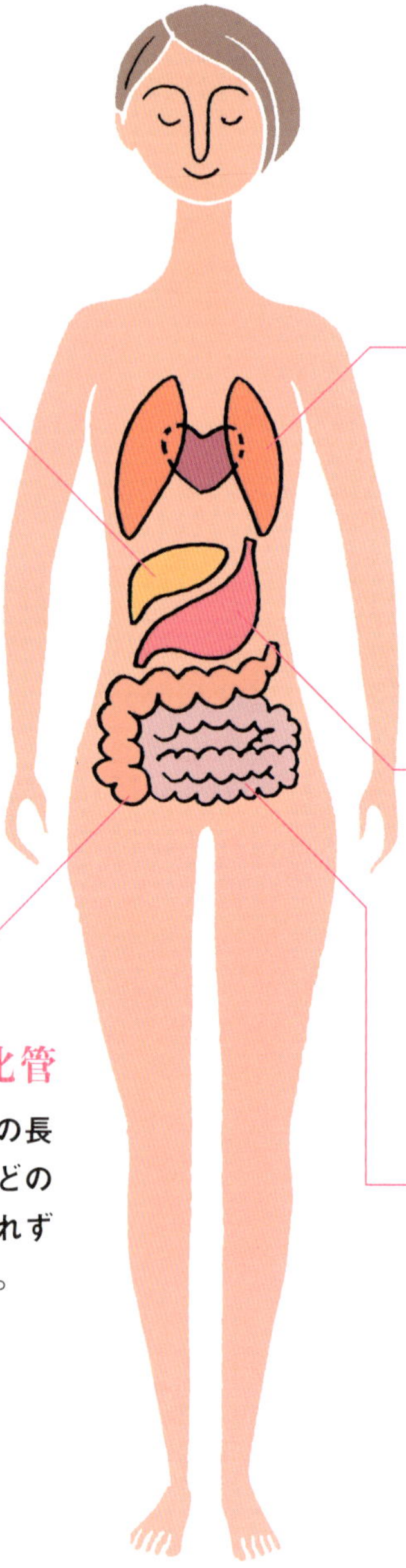

肝臓

栄養素を代謝する臓器

人が活動するための栄養素や酸素を全身に供給しているのが肝臓。脂肪の消化吸収を助ける胆汁も生産している。

肺

人間の大切な呼吸器

胸部に広がる肺は、心臓を挟んで左右に位置している。酸素を体内へ取り込み、二酸化炭素を排出する役割を持つ。

胃

筋肉でできた消化官

肝臓の下あたりに位置する胃は、食べたものを蓄えたり、消化・殺菌したりする器官。袋状の形をしている。

大腸

便の形成を行う消化管

大腸は約１～1.5ｍほどの長さがある消化管。水分などの吸収が主な働き。吸収されずに残ったものが便となる。

小腸

胃と大腸の間の消化管

小腸は約３～７ｍほどの長さがある消化管。その内壁には無数のひだ（絨毛）がある。主な働きは栄養分の吸収。

肩甲骨

背中の上部にある骨

背中の左右に位置する肩甲骨は、肩から背中上部にかけて広がる三角形の形をした骨。天使の羽などとも言われる。

背骨

体を支える重要な骨

緩やかなS字カーブを描く背骨（脊椎骨）は、体を支える大切な骨。背骨の中心には重要な神経も通っている。

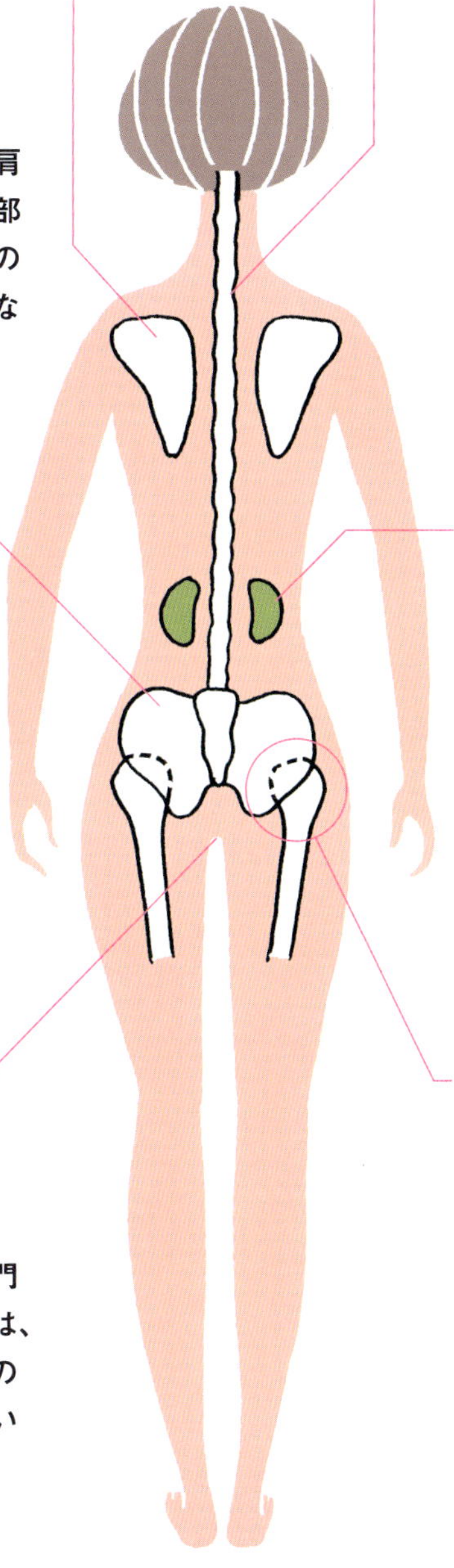

骨盤

大切な臓器を守る骨

体の中心にあり、背骨を支える役割も果たす骨盤。骨盤の中には、子宮や膀胱、直腸など重要な臓器が入っている。

腎臓

老廃物を排出する臓器

ソラマメのような形をしている腎臓は、血液や体液をろ過し、不要分を尿や汗として体外へ排出する役割を果たす。

骨盤底筋

菱形をした筋肉群

会陰部（外陰部と肛門の間）にある骨盤底筋は、子宮や膀胱など、骨盤の中にある臓器を支えている筋肉の集まり。

股関節

体で一番大きな関節

骨盤と大腿骨（太モモの骨）を結ぶ、体の中で一番大きな関節。上半身と下半身をつなぐ重要な役割を持っている。

爪先で体重を支えて細く締まった足首を作る

"肛門を引き締め足の親指側に意識を向けて行おう"

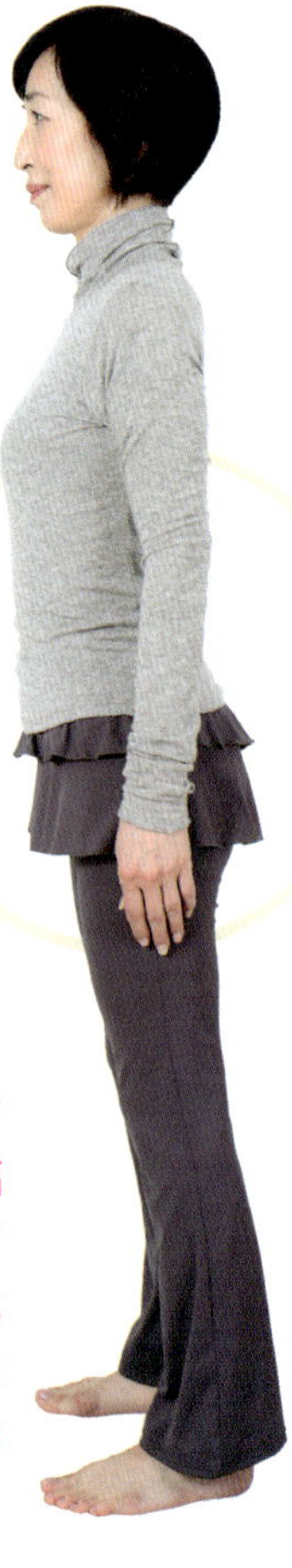

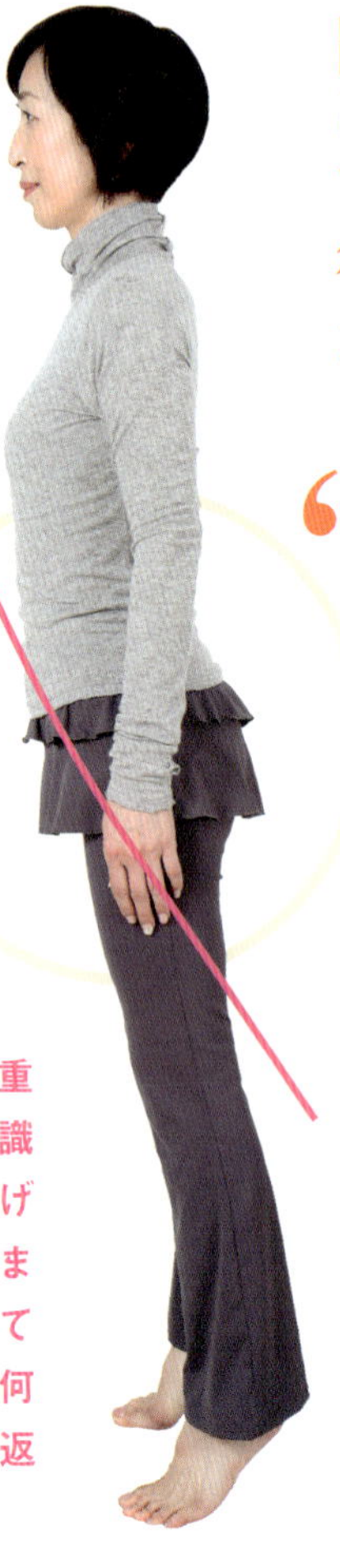

1 姿勢をまっすぐにし、足を肩幅ぐらいに広げて立ちます。肩に力が入らないように気をつけましょう。

2 足の親指側に重心をかける意識で、爪先を上げます。そのまま５秒キープして下ろします。何セットか繰り返すと効果的。

肩甲骨と大胸筋《だいきょうきん》を動かして
バストと首まわりをきれいに

※大胸筋＝胸の前の筋肉

“手首だけでなく
腕のつけ根から回す
ことがポイント”

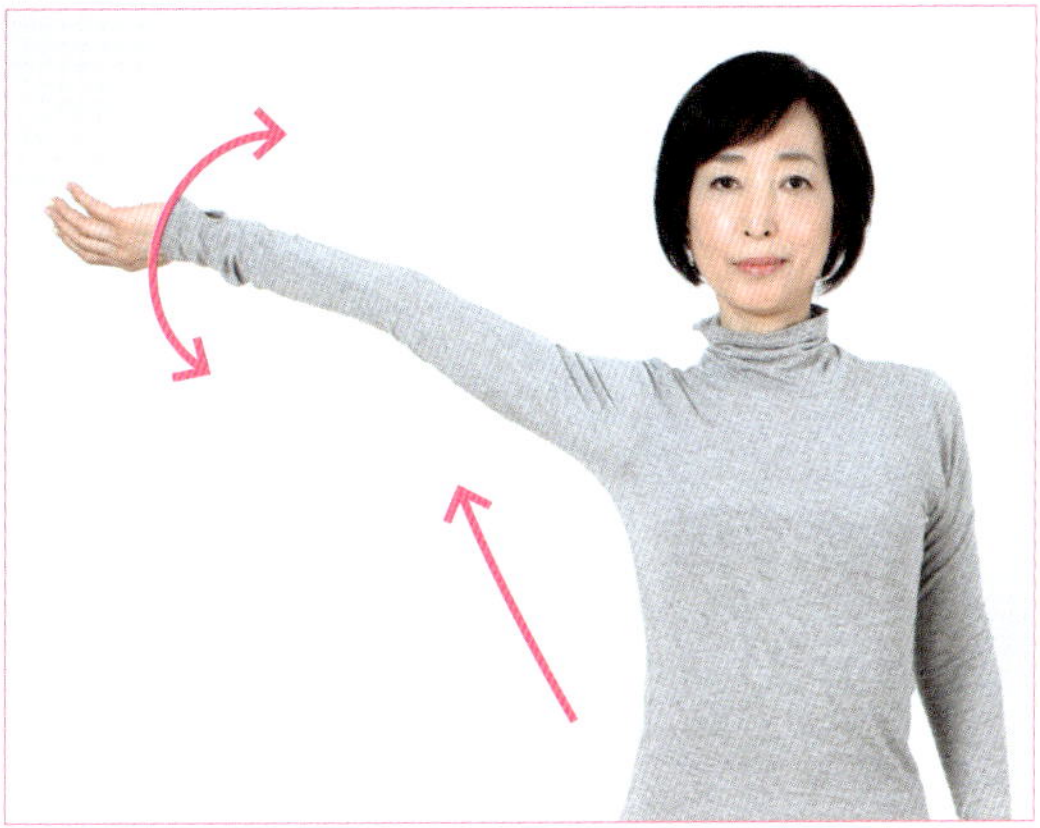

1 腕を下から上に少しずつ上げていきます。腕のつけ根を内側・外側に回しながら上げていきましょう。

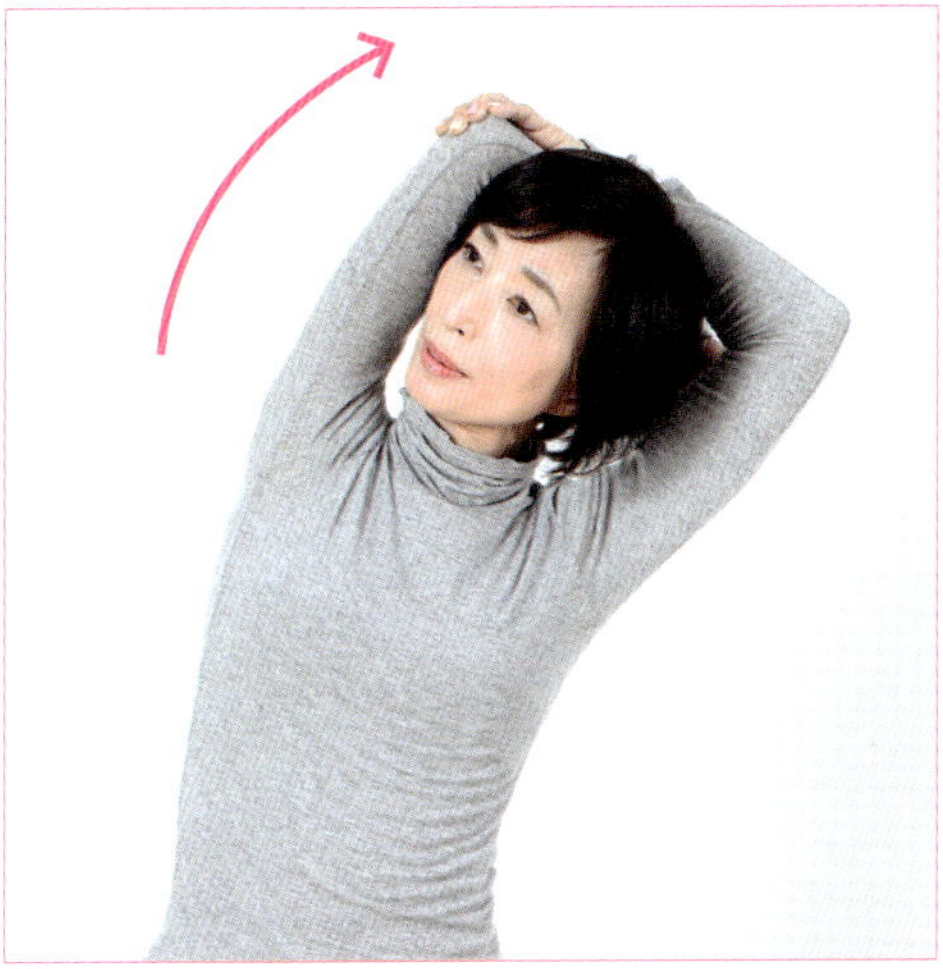

2 上まできたら頭の後ろでヒジを曲げ、もう一方の手を添え、ワキ腹を意識して体を横に傾けます。左右それぞれ3回ずつ行いましょう。

“ねじり”の効果ですっきりとした細いウエスト

1 壁から30cmほど離れた所に立ちます。爪先はまっすぐ。両足は平行になるように立ちましょう。

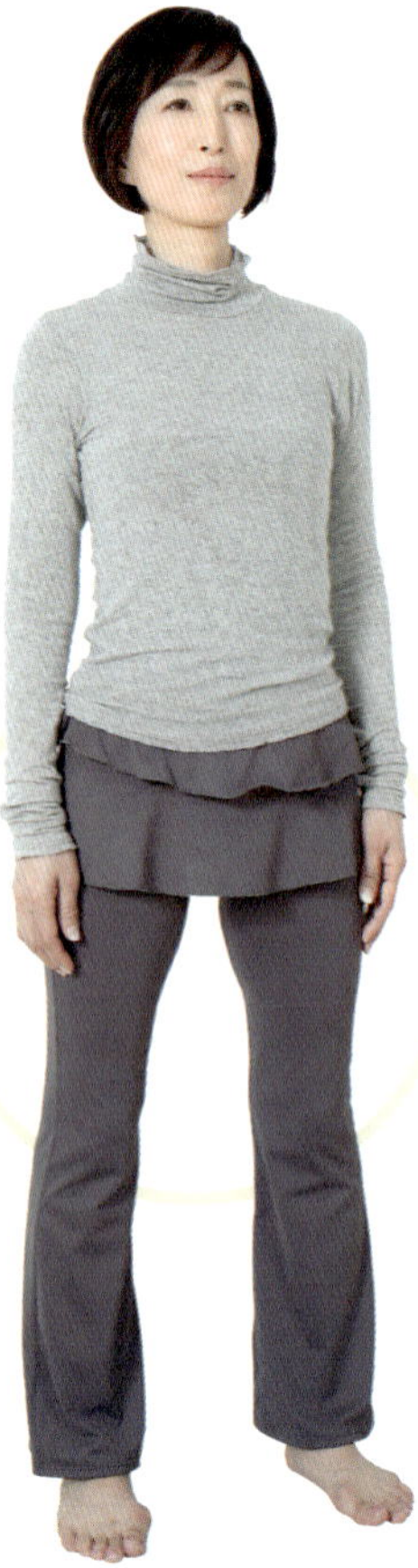

”体をねじれば腎臓や腸の働きも活発になる！“

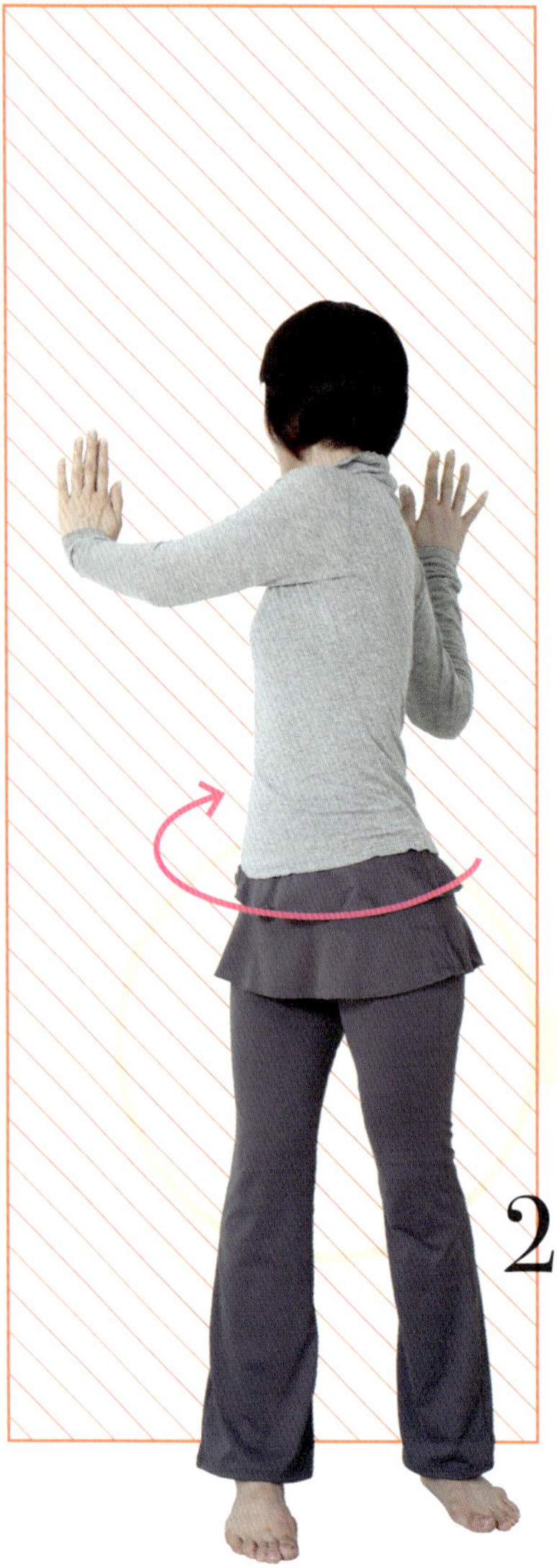

2 下半身は動かさず、ウエストをねじりながら、壁に両手をタッチし、5秒ぐらいキープします。左右それぞれ5回ずつ行いましょう。

血の巡りがよくなり
むくみ知らずのきれいな足に

"力まずゆらゆら
気持ちよく動かせば
足の疲れも解消"

仰向けに寝て、両手両足を上げ、力まないようにしながら、ゆらゆらブラブラさせます。気持ちいいと感じる程度に揺らしましょう。

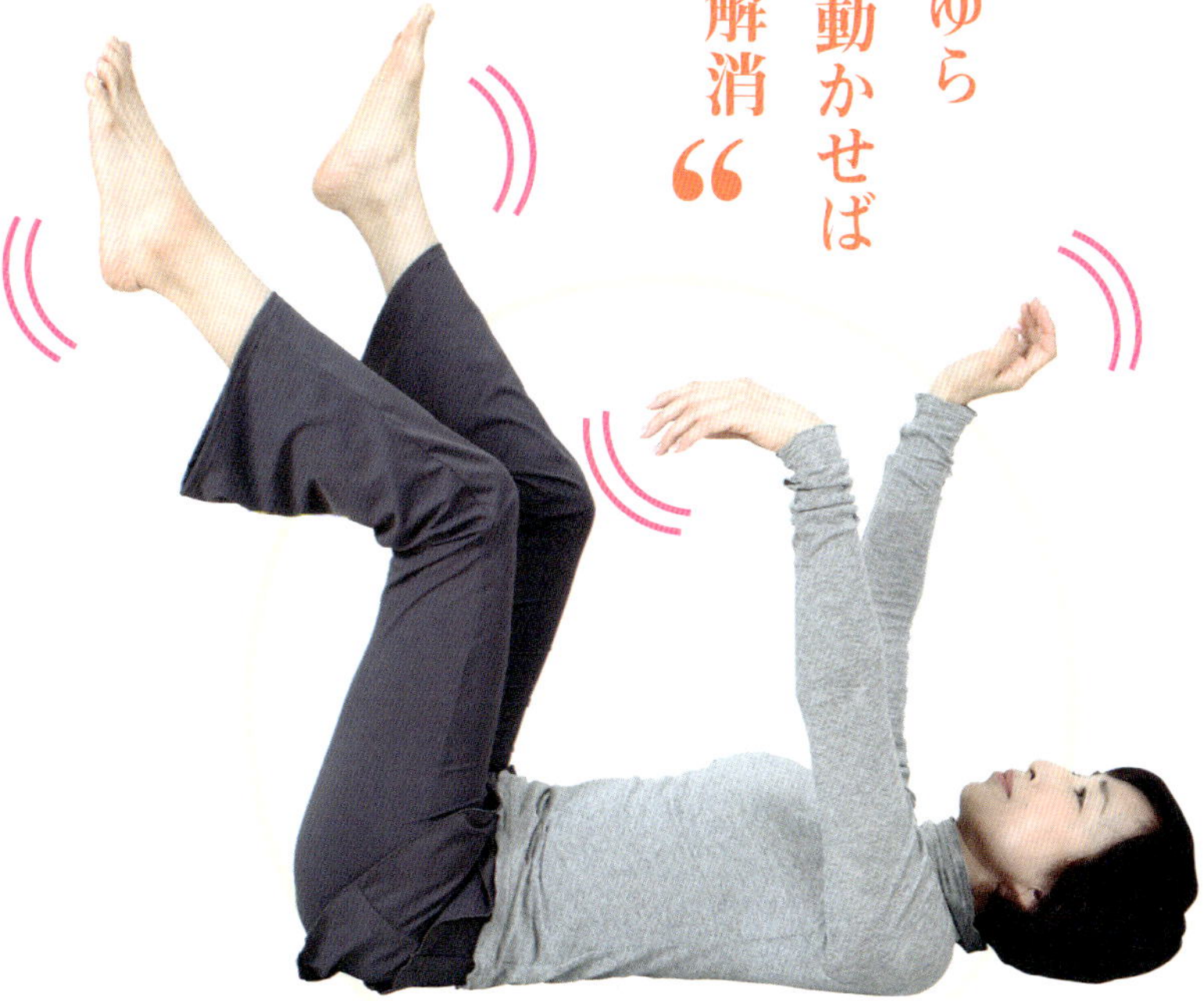

基本のストレッチ

エイジングストレッチ

STEP 1

背骨をしなやかにして自律神経のバランスを整える

"呼吸とともに
リラックスしながら
背骨をストレッチ"

1 両手両ヒザを床に着けます。この時、背中が丸くならないように注意しましょう。自分の背中でテーブルを作るようなイメージです。

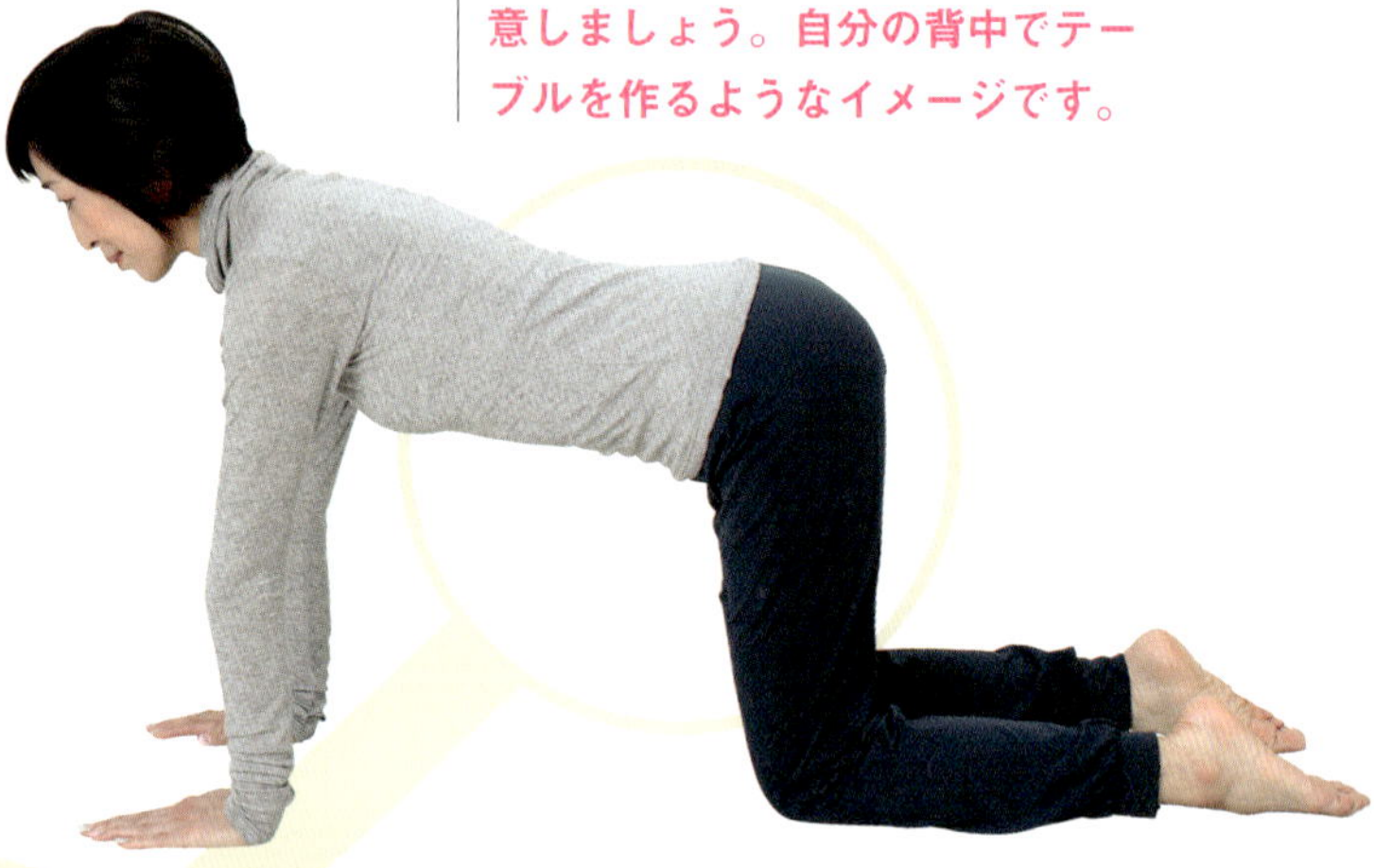

2 息を吐きながら、お腹を見に行くように、ゆっくりと背中全体を丸くしていきます。ヒジを曲げないように注意しながら行いましょう。

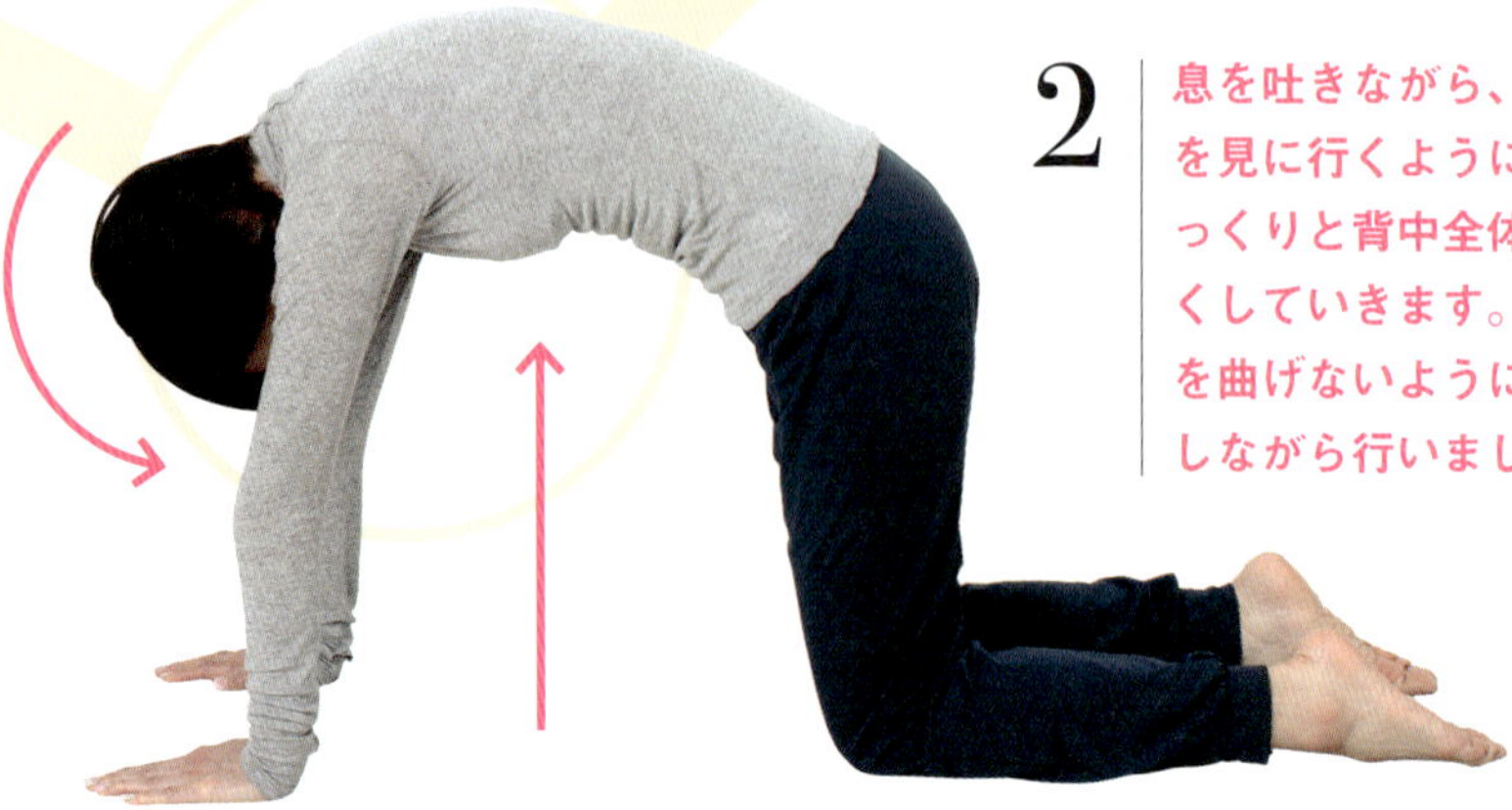

「美」への効果

・背骨の歪みを修正。
・美しくしなやかな姿勢を作る。

「健康」への効果

・肺や心臓の機能向上。
・肩コリ・眼精疲労
・腰痛の改善。

上手に行うコツ

背骨を丸めたり反らしたりすることが、このストレッチのポイントです。自分の呼吸を見つめ、背骨の刺激を感じながらゆったりとしたペースで行いましょう。

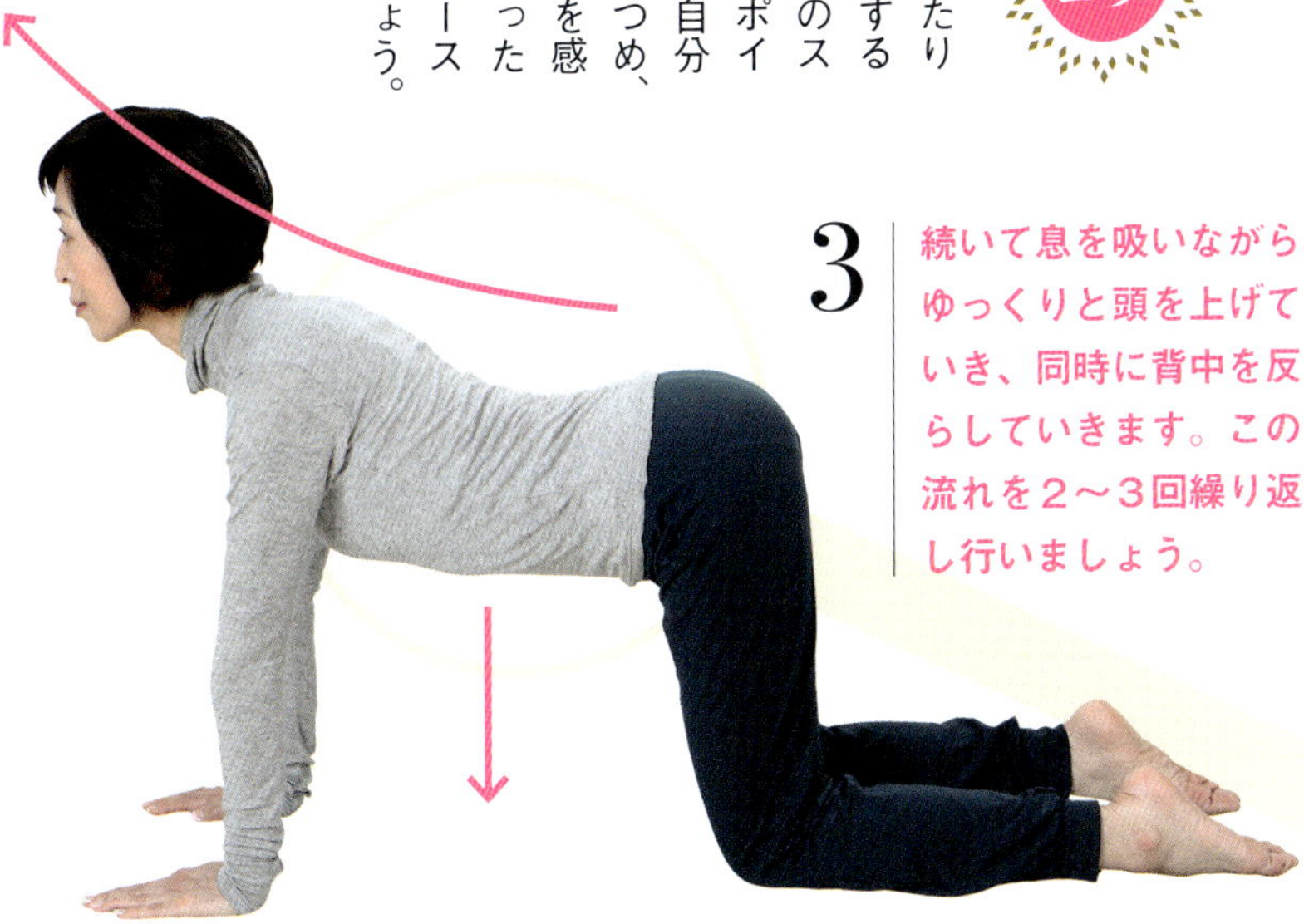

3 続いて息を吸いながら、ゆっくりと頭を上げていき、同時に背中を反らしていきます。この流れを2〜3回繰り返し行いましょう。

体を意識的に動かすことを習慣にしよう

普段、背骨を意識的に丸めたり反らしたりすることはなかなかありません。実際に動かしてみると、意外と硬くなっている自分の背中にビックリしたなんていうことも。いつもと違った動きをすることは、美や健康への効果を期待できることはもちろん、自分をいたわることにもつながります。体と心のバランスを取るためにもストレッチを習慣にしましょう。

エイジングストレッチ

STEP 1

上半身の疲れが取れ 全身にエネルギーがみなぎる

”朝、目覚めたら
この動きを習慣にし
気持ちのいい一日を“

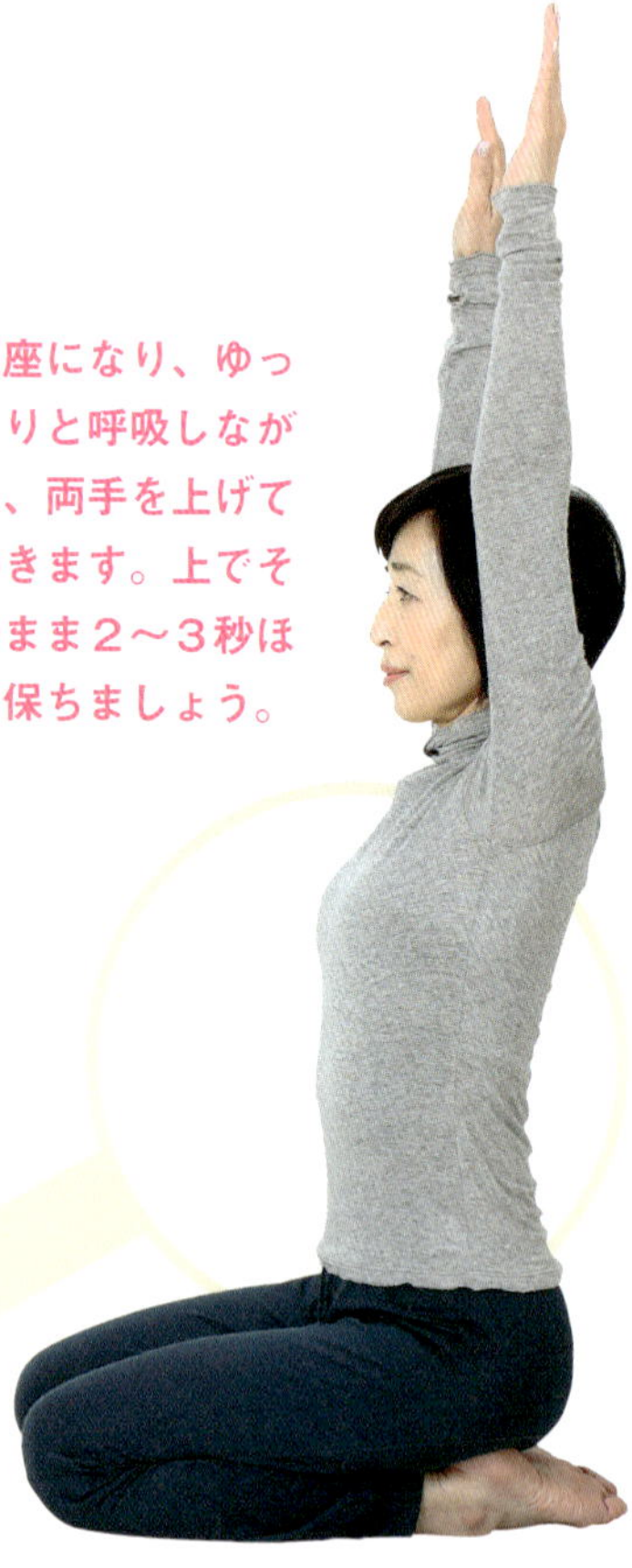

1 正座になり、ゆっくりと呼吸しながら、両手を上げていきます。上でそのまま２～３秒ほど保ちましょう。

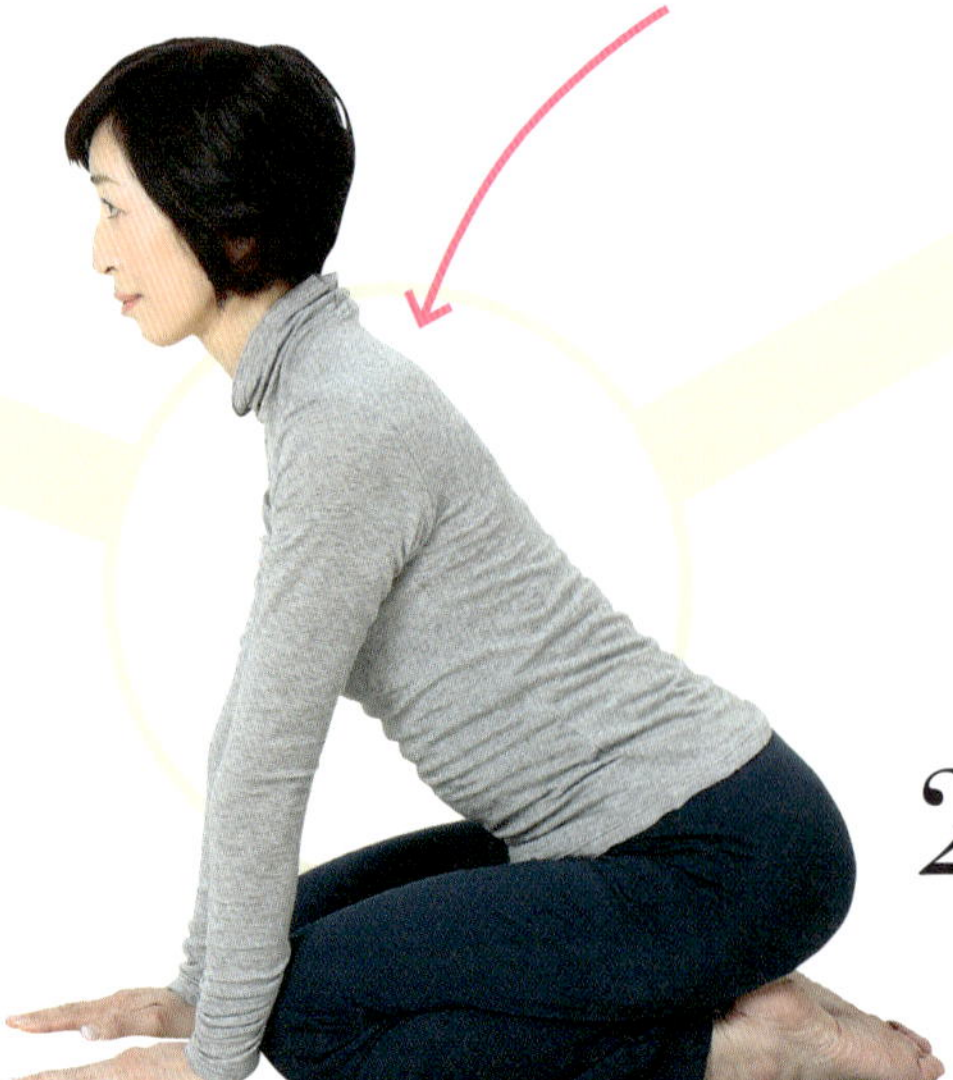

2 続いて、上げた両手をゆっくりと下ろしていきます。下ろしきったら、両手をヒザの前に置きましょう。

「美」への効果

・気持ちが明るくなる。
・全身にエネルギーがみなぎる。

「健康」への効果

・自律神経を調和させる。
・背中の疲れ筋肉のコリをほぐす。

上手に行うコツ

ポイントは、呼吸とともに行うこと。両手を上げる時は「吸いながら」。体を前へ倒す時は「吐きながら」。いずれもゆったりとした呼吸を心がけましょう。

3 両手を滑らせるようにして、上半身を前へ倒していきます。倒しきったら、額を床に着け、そのまま数秒キープします。

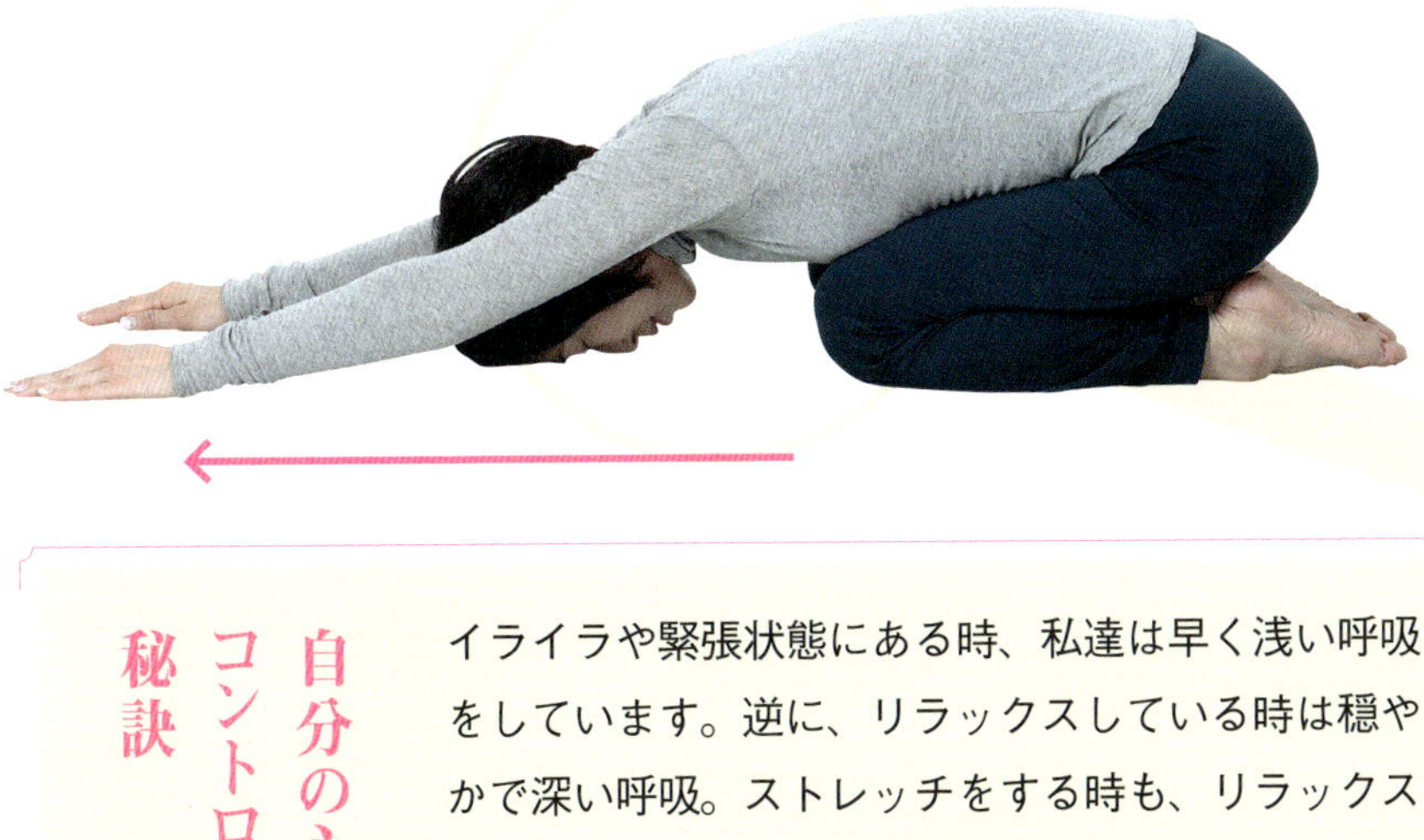

秘訣 自分の心をコントロールする

イライラや緊張状態にある時、私達は早く浅い呼吸をしています。逆に、リラックスしている時は穏やかで深い呼吸。ストレッチをする時も、リラックスしながら行うことが大切。呼吸も穏やかで深い呼吸を意識しましょう。呼吸を意識的にコントロールすることで、自分の心も不思議と上手にコントロールできるようになります。

エイジングストレッチ
STEP 1

体全体を大きく動かして骨盤臓器の機能向上&美肌効果

"足や腰を大きく動かすことで血液の循環もよくなる"

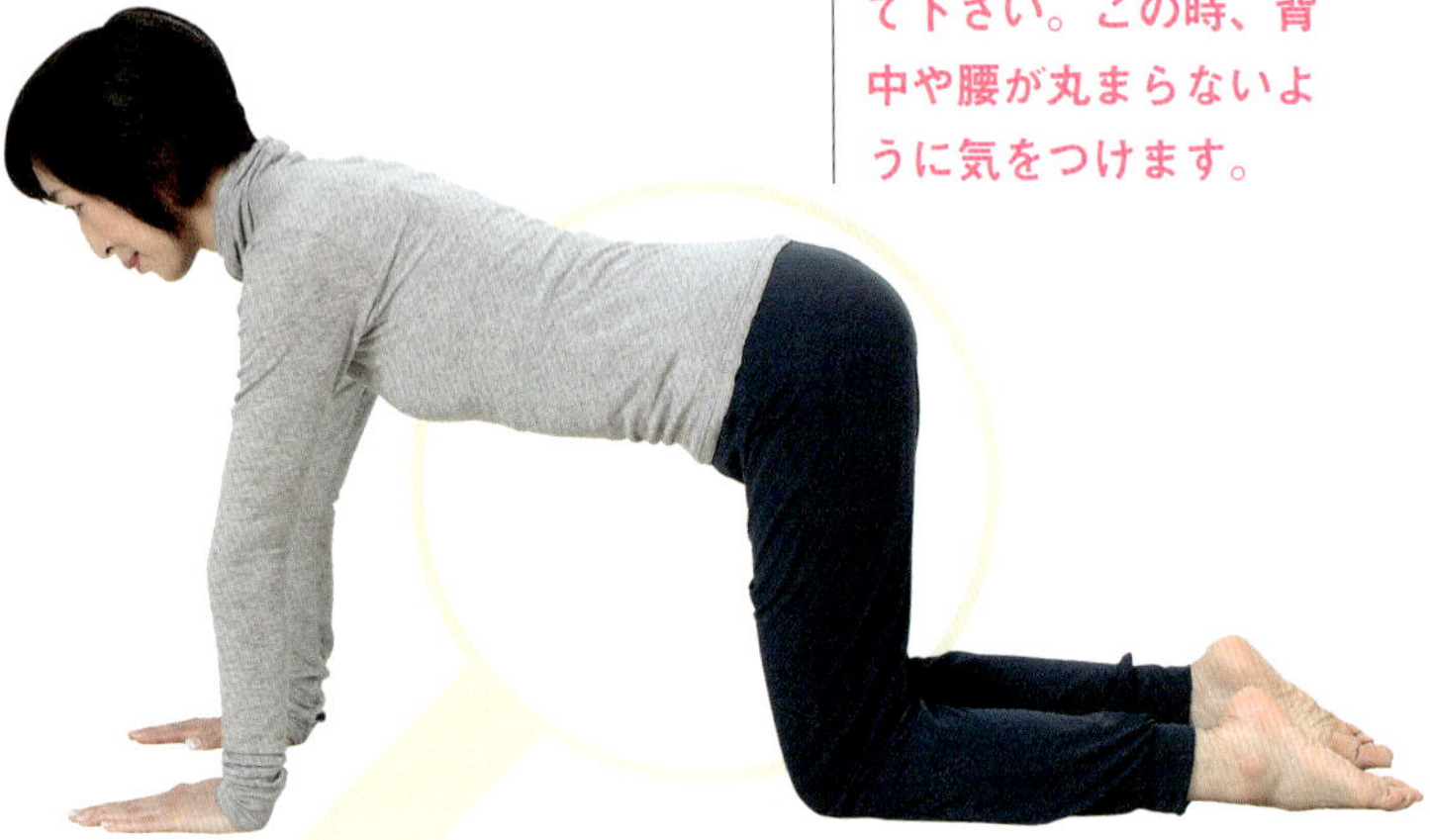

1 両手両ヒザを床に着けます。腕と太モモが床と垂直になるようにして下さい。この時、背中や腰が丸まらないように気をつけます。

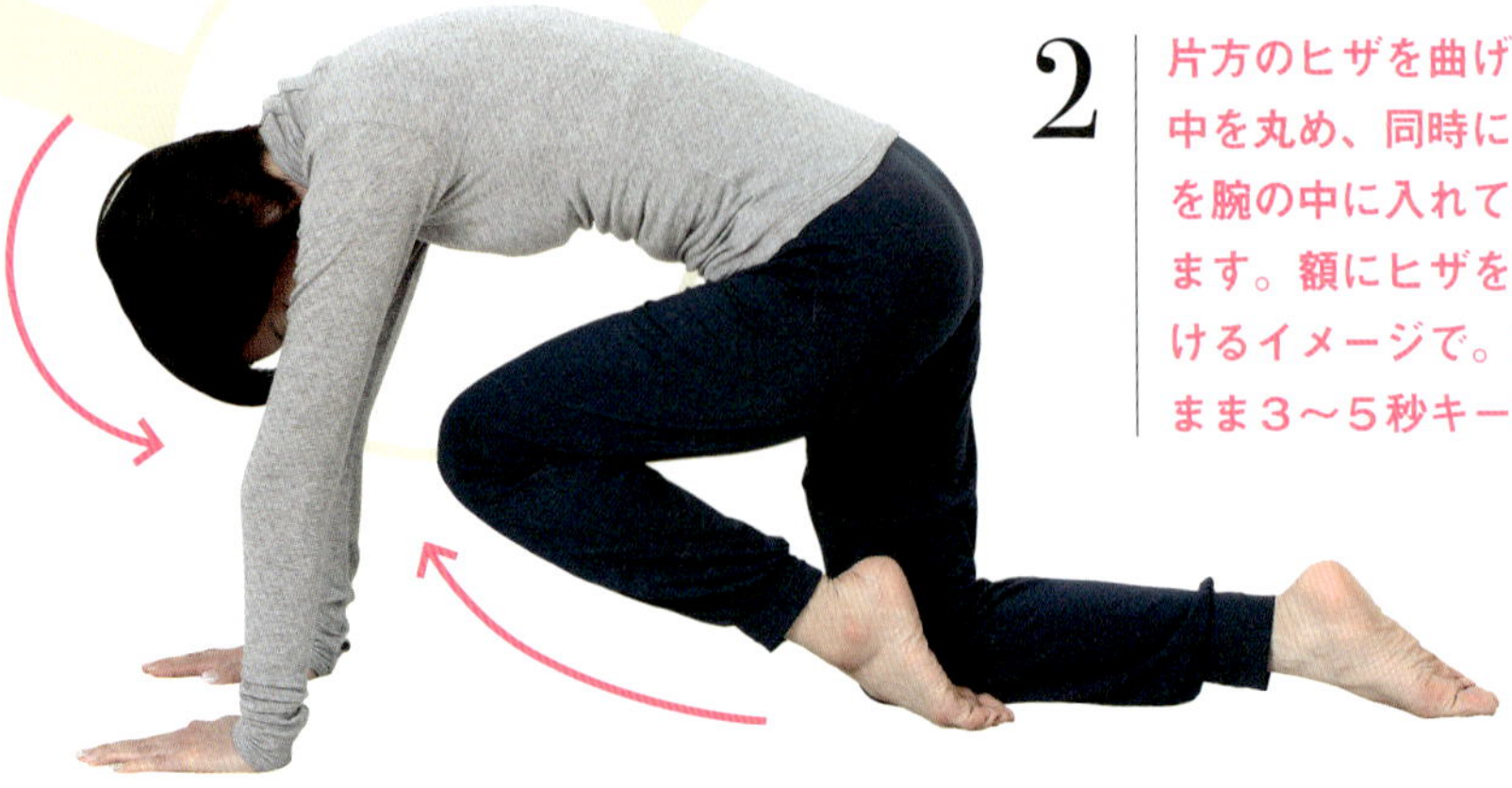

2 片方のヒザを曲げて背中を丸め、同時に、頭を腕の中に入れていきます。額にヒザを近づけるイメージで。このまま3～5秒キープ。

「美」への効果

・腸が整い、美肌になる。
・足や腰まわりのむくみが取れる。

「健康」への効果

・血液循環がよくなる。
・心が安定するので血圧が正常に戻る。

上手に行うコツ

体全体を上手に使って行いましょう。丸める時はできる限り額とヒザを近づけ、伸ばす時は背筋と腹筋を意識して行います。ゆっくりと動かすことも重要！

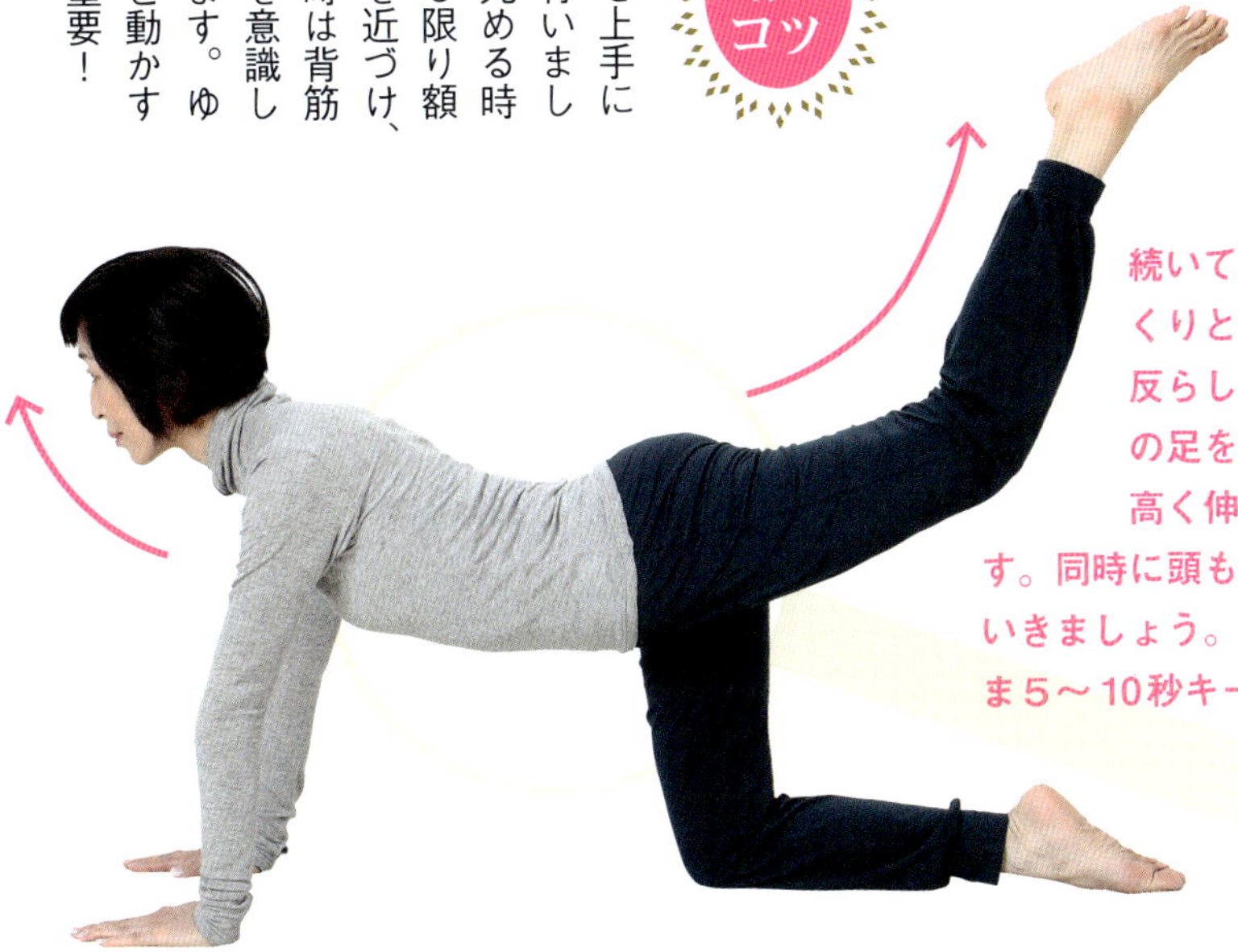

3

続いて、ゆっくりと背中を反らし、片方の足を後ろに高く伸ばします。同時に頭も上げていきましょう。このまま5～10秒キープ。

姿勢はハツラツ度のバロメーター

「希望に胸が膨らむ」「悲しみに胸が痛む」などの言葉が示すように、「心」と「胸」は密接につながっています。前かがみで腰を曲げ、背中を丸めて歩いていると、胸を圧迫し「胸腺《きょうせん》」も縮んで免疫力が低下。さらに、心まで暗くなってきます。逆に、美しい姿勢は胸がきちんと開けている証拠。ピンと伸びた背筋は、人に明るい印象を与えます。

エイジングストレッチ

STEP 1

骨盤の歪みを改善して腰まわりや足を美しくする

"骨盤の歪みをきちんと正すことで腰痛も改善!"

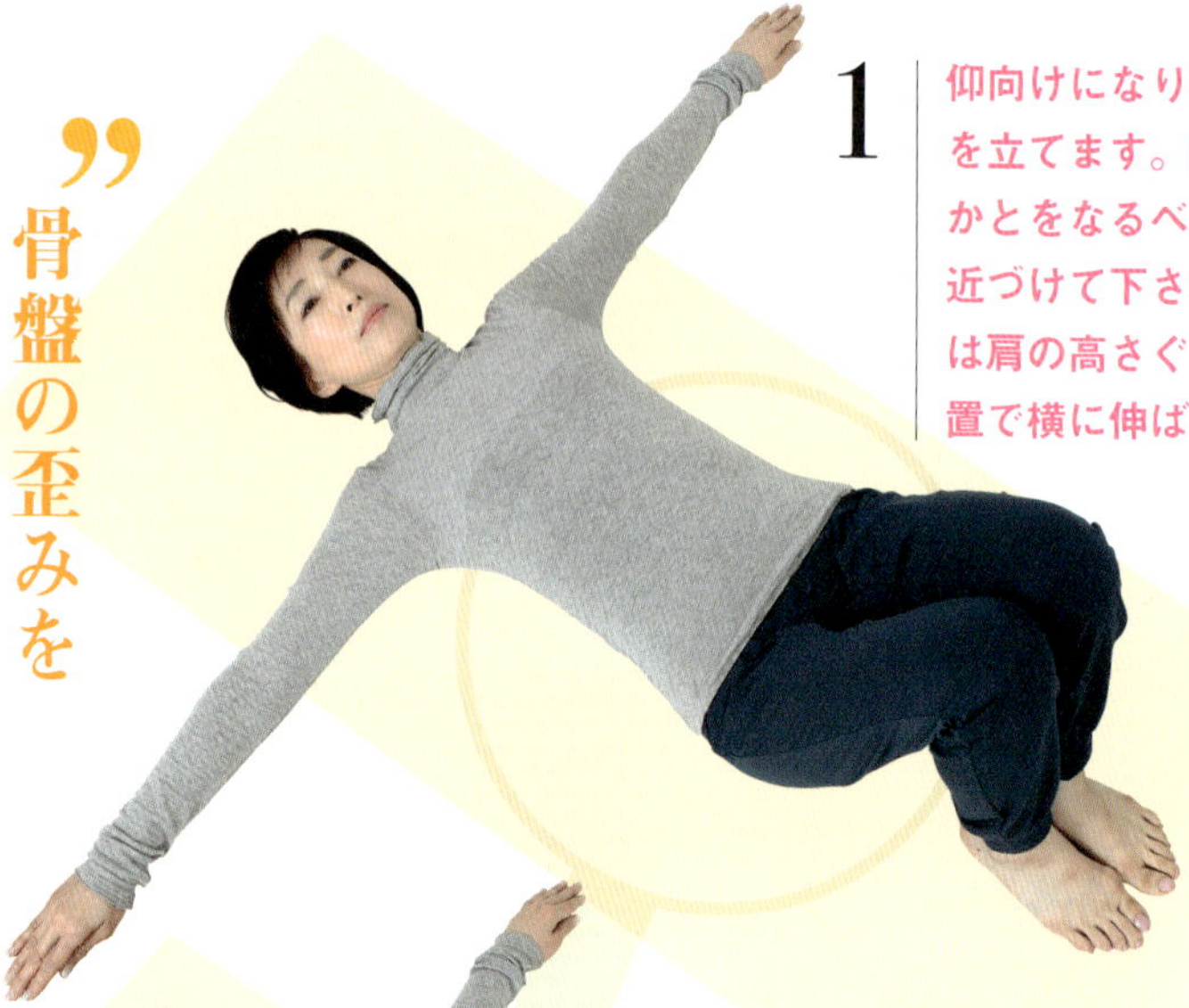

1 仰向けになり、両ヒザを立てます。両足のかかとをなるべくお尻に近づけて下さい。両腕は肩の高さぐらいの位置で横に伸ばします。

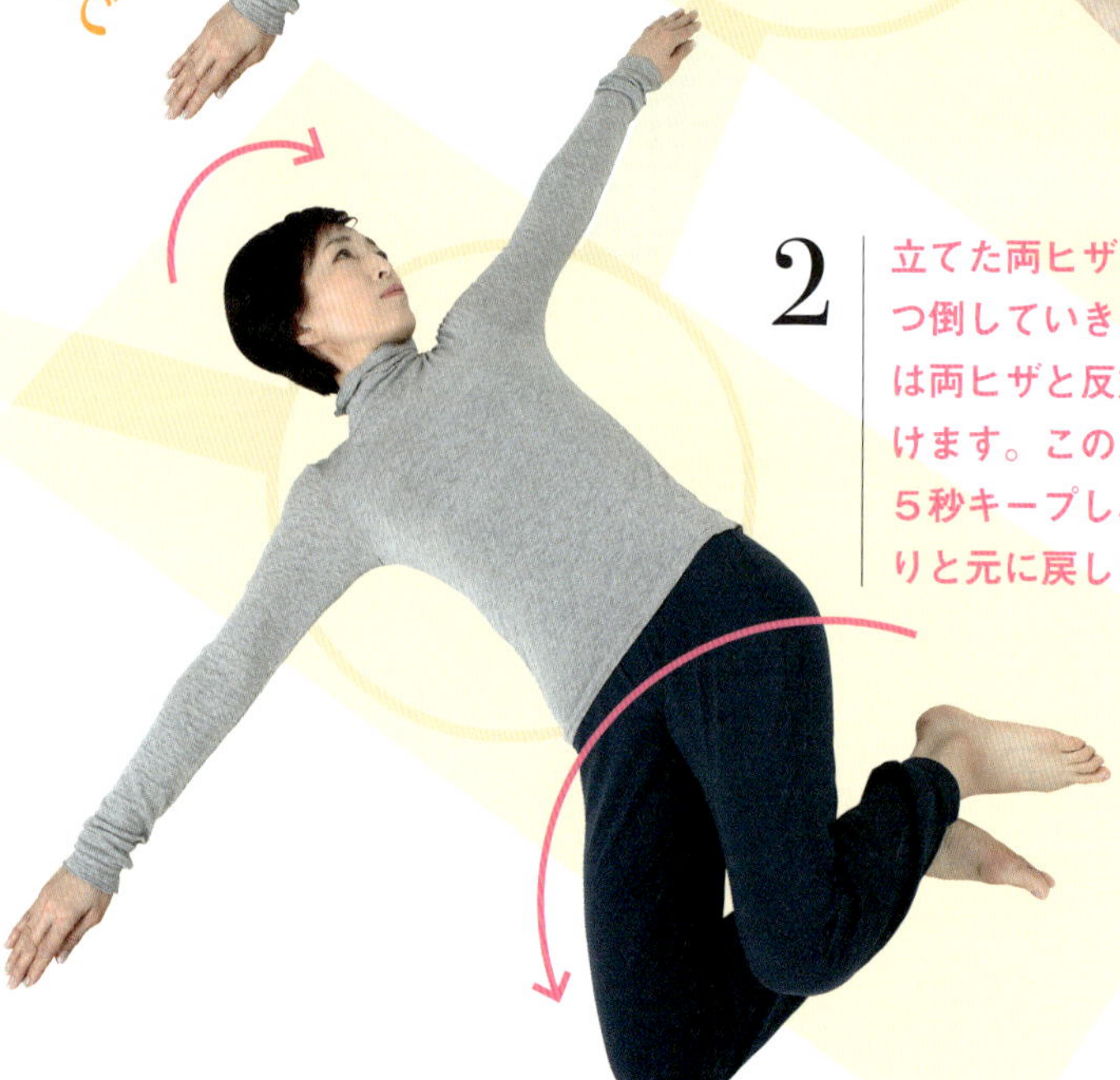

2 立てた両ヒザを少しずつ倒していきます。顔は両ヒザと反対側に向けます。このまま3~5秒キープし、ゆっくりと元に戻しましょう。

「美」への効果

・内臓が整い美肌になる。

・骨盤の歪み改善で、腰まわりや足が美しくなる。

「健康」への効果

・腰痛の症状改善。

・内臓の働きがよくなり便秘が解消する。

上手に行うコツ

両腕は肩の高さぐらいに置き、肩の力を抜いて行うことがポイントです。早いペースで動かさずに、呼吸を使って、ゆっくりと丁寧に動かしましょう。

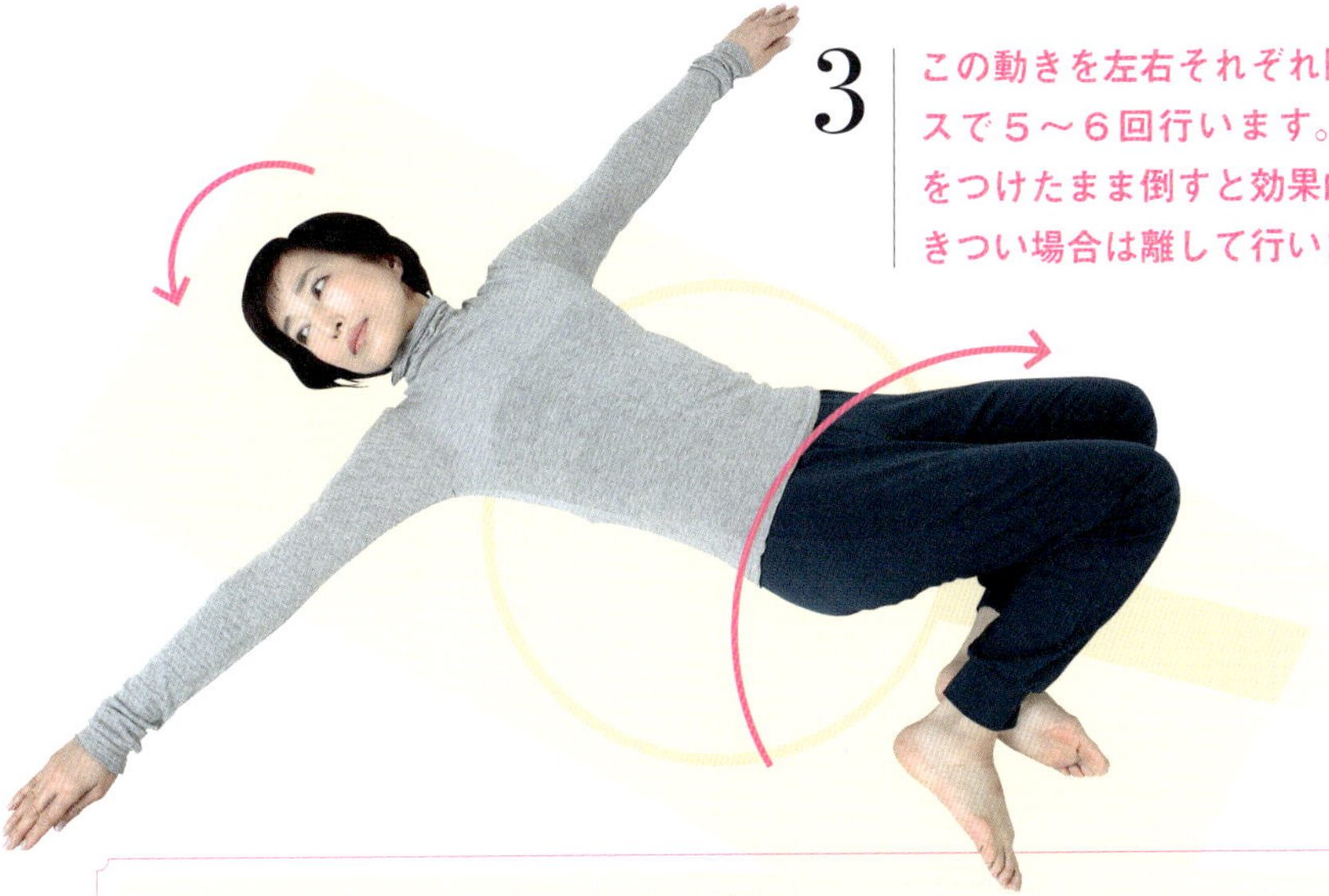

3 この動きを左右それぞれ同じペースで５～６回行います。両ヒザをつけたまま倒すと効果的ですが、きつい場合は離して行いましょう。

腰と腹部に刺激を与えてリラックス

腰が疲れる原因は、腰や骨盤の歪みであったり、内臓の疲れや異常、便秘であったりとさまざまです。腰と腹部に刺激を与えるこのストレッチで、うっ血を取り、歪みを改善し、内臓の働きをよくしましょう。体が和らいでくると、心も穏やかになります。夜寝る前や疲れを感じた時などに、この動きを行なって、体と心をいたわってあげましょう。

エイジングストレッチ
STEP 1

骨盤底筋を引き締め キュッと上がったヒップを作る

1 仰向けに寝て、足を腰幅に開き、両ヒザを立てます。両腕はまっすぐ伸ばし、両手はお尻の横に置きましょう。

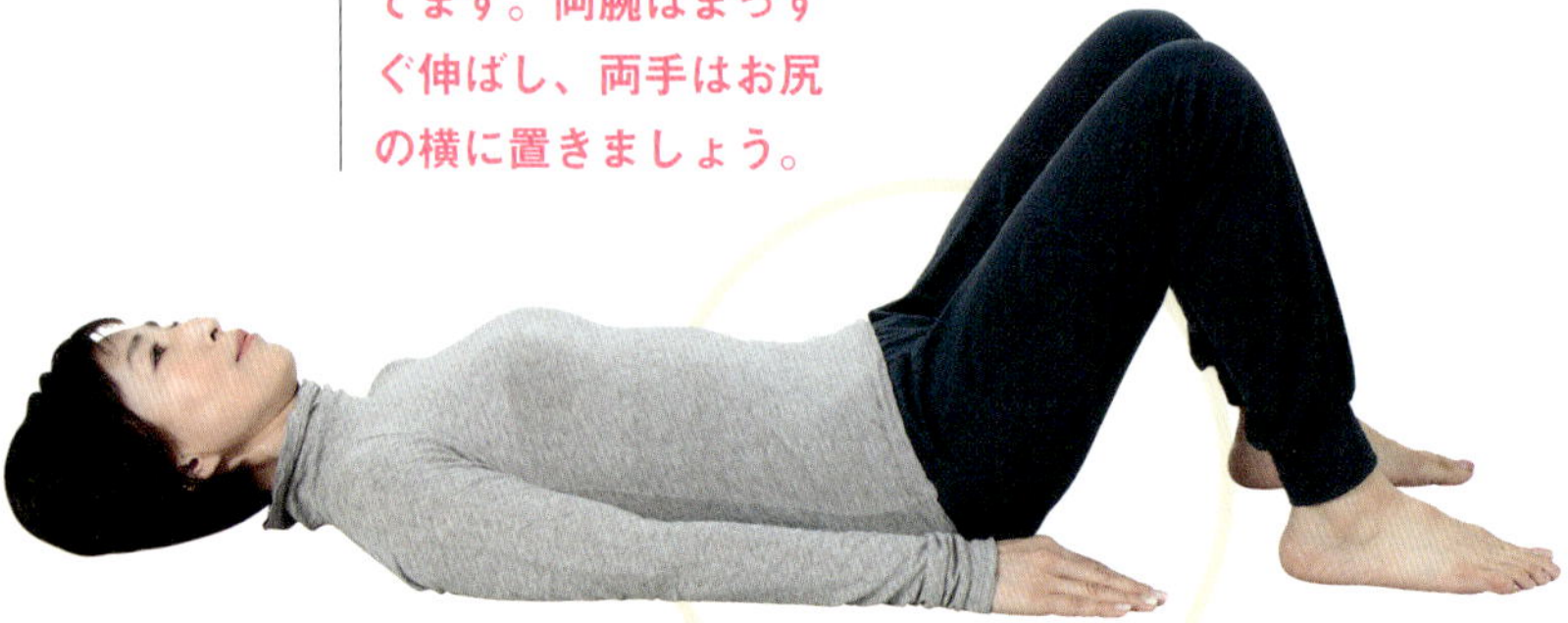

”二の腕や太モモのシェイプにも効果あり“

2 肛門を引き締める感覚を意識し、ゆっくりと腰を上げていきます。両腕と両足で床を押し、10秒キープしたら、ゆっくりと下ろします。

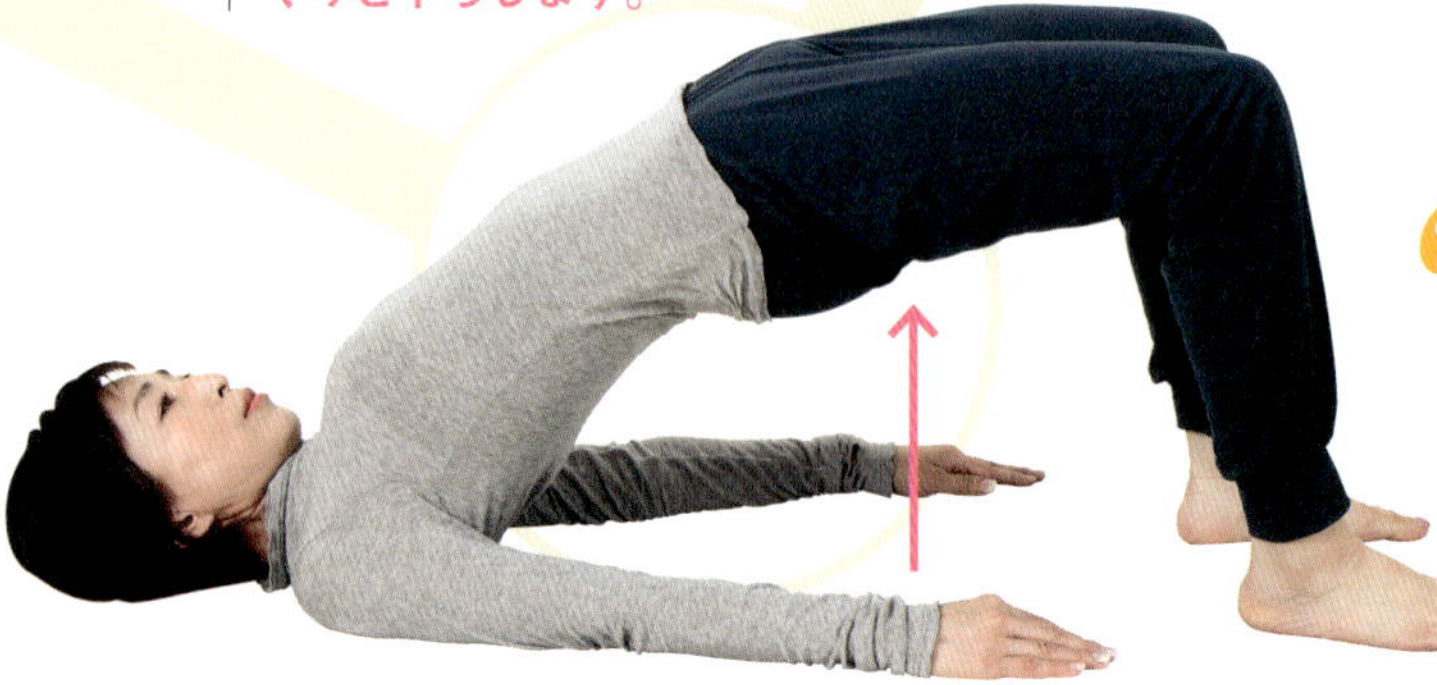

「美」への効果

・ヒップアップ。
・二の腕や太モモなどのシェイプアップ効果。

「健康」への効果

・腰痛の症状改善。
・肛門周辺の血行を促し痔を改善する。

上手に行うコツ

肛門を引き締める感覚を意識して行うことが大切です。このポーズは、腰への刺激が強いので、終わったら必ず102ページのストレッチを行いしましょう。

3

同じ要領で腰を上げ、腕で体を支え10秒キープ。アゴを上げないように注意。最後に102ページのポーズを行って下さい。

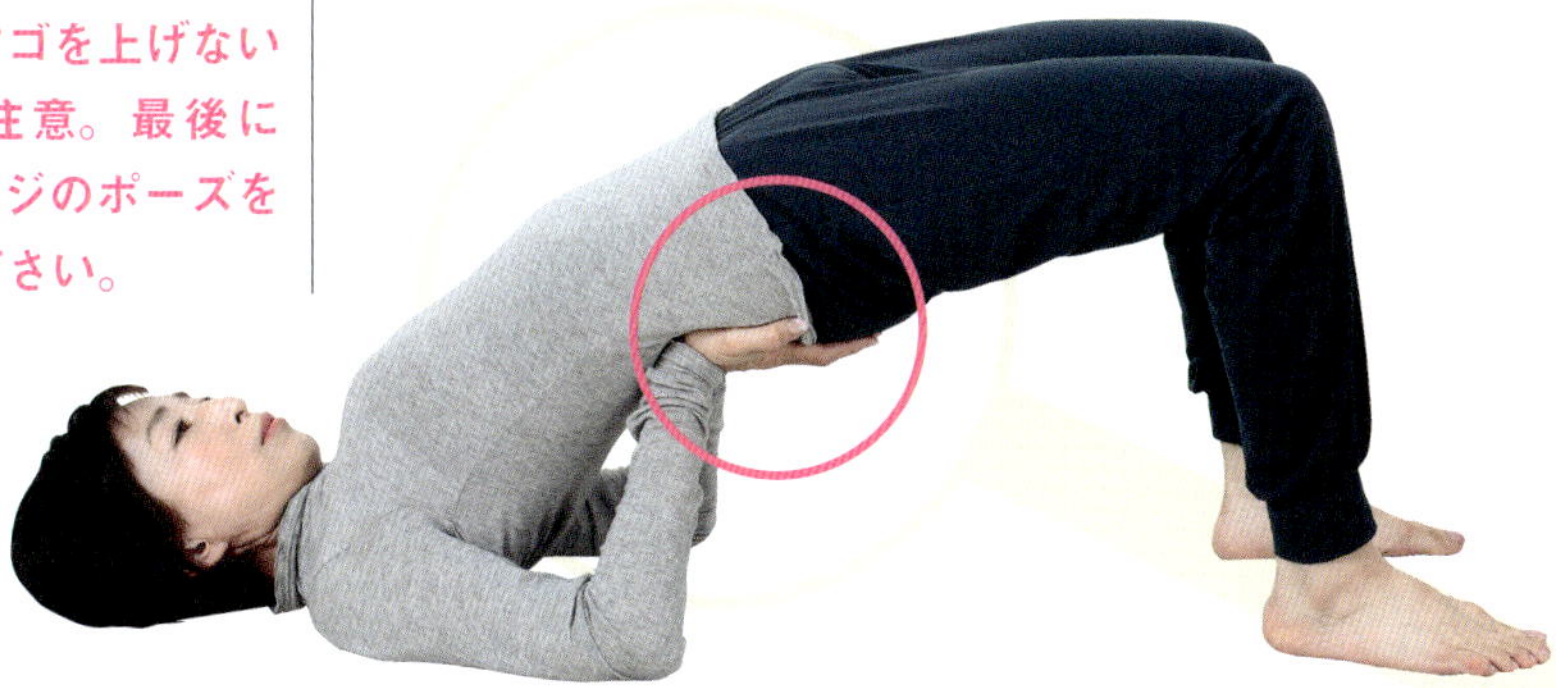

女性にとって骨盤底筋はとても大切

ちょうど恥骨と尾骨の間あたりにある筋肉「骨盤底筋」は、骨盤を支える大切な筋肉。骨盤の中には、子宮をはじめ膀胱や直腸など、重要な臓器がたくさん入っています。骨盤底筋が衰えると、これらの臓器が下がってきてしまったり、尿漏れなどの症状が出てしまうことも。そういったことを防ぐためにも、このストレッチで骨盤底筋を鍛えましょう。

もっと動きたい
人のために

エイジングストレッチ

STEP 2

股関節をほぐして
血行やリンパの流れをよくする

1　仰向けになります。両腕は体側から少し離して置きましょう。両手は甲を上にして、床をしっかりと押します。

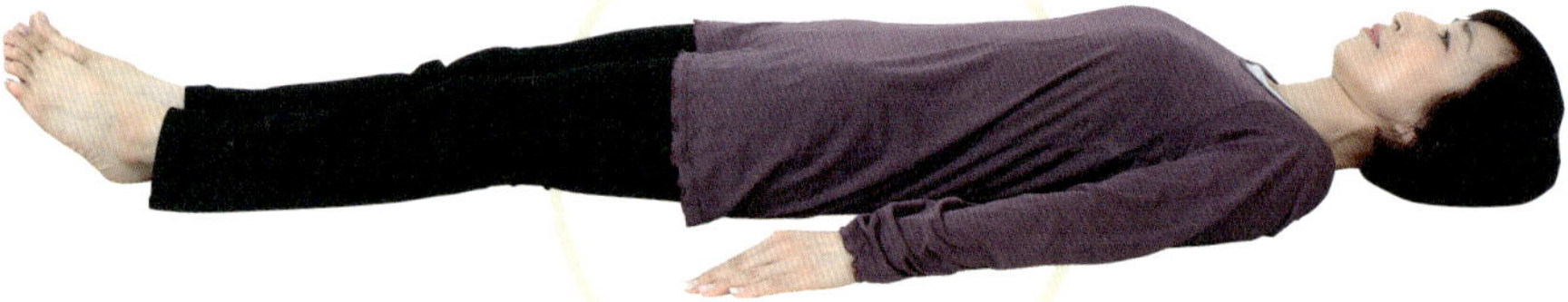

2　両手で床を押し、片方の足を上げます。そのまま「あ」という文字を空中で書いてみましょう。股関節を意識して行って下さい。

”ゆっくり大きく
鏡文字を書くことは
頭の体操にも“

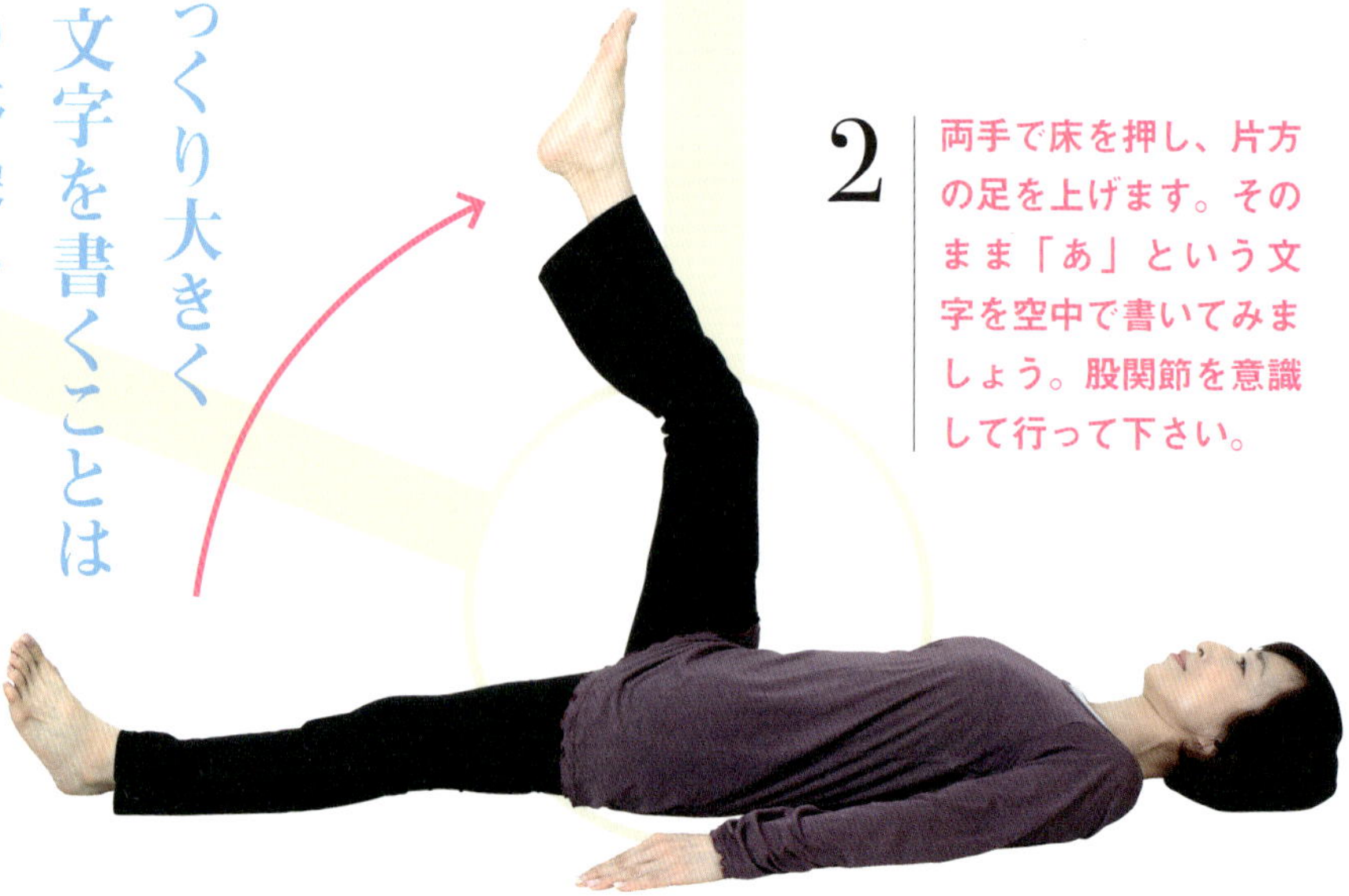

「美」への効果

・股関節を動かすことで血行がよくなり足のむくみを取る。

「健康」への効果

・脳が活性化する。
・腹筋や背筋がつき腰痛が改善する。

上手に行うコツ

反動をつけず、股関節から足を動かす意識でゆっくりと行いましょう。腹筋や背筋のトレーニングにもなります。鏡文字を書くことで脳の活性化にも。

3

続いて、「あ」の鏡文字を空中に書きます。この要領で「い」〜「お」まで行いましょう。左右の足でそれぞれ挑戦してみて下さい。

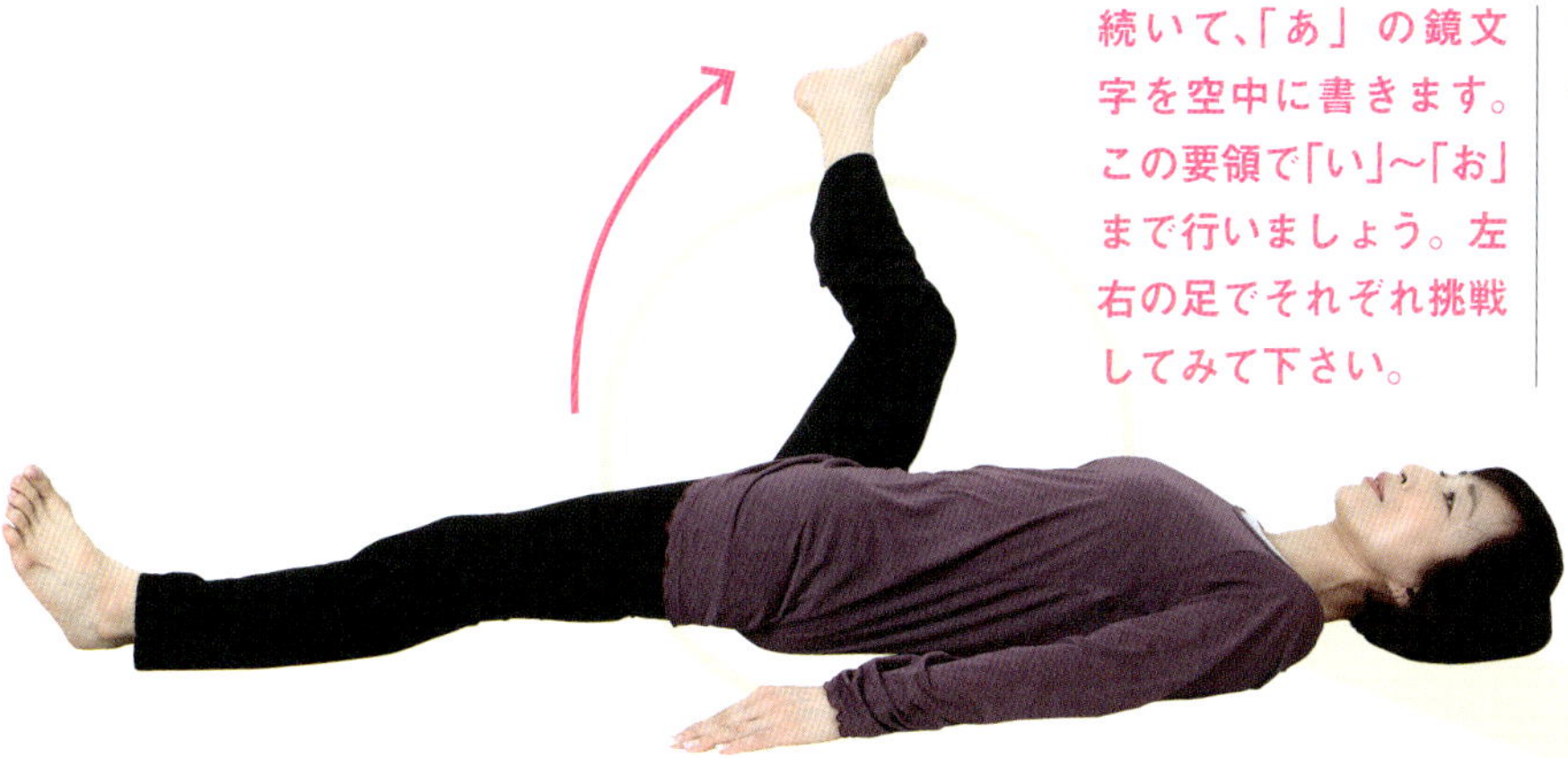

骨盤とも関係の深い股関節の大切さ

足のつけ根あたりにある股関節。私達の体の中で一番大きな関節です。この股関節は、上半身と下半身をつなぐ重要な役割も果たしています。骨盤ともつながっているので、股関節のストレッチと骨盤のストレッチを合わせて行うのがおすすめ。両方ほぐせば、全身のバランスも整います。ただし、股関節が硬い人は無理をしないようにして下さい。

腰を大きくねじることで脂肪燃焼&ウエストほっそり

”腰と骨盤を十分ねじり、腰部の歪みを取り除く“

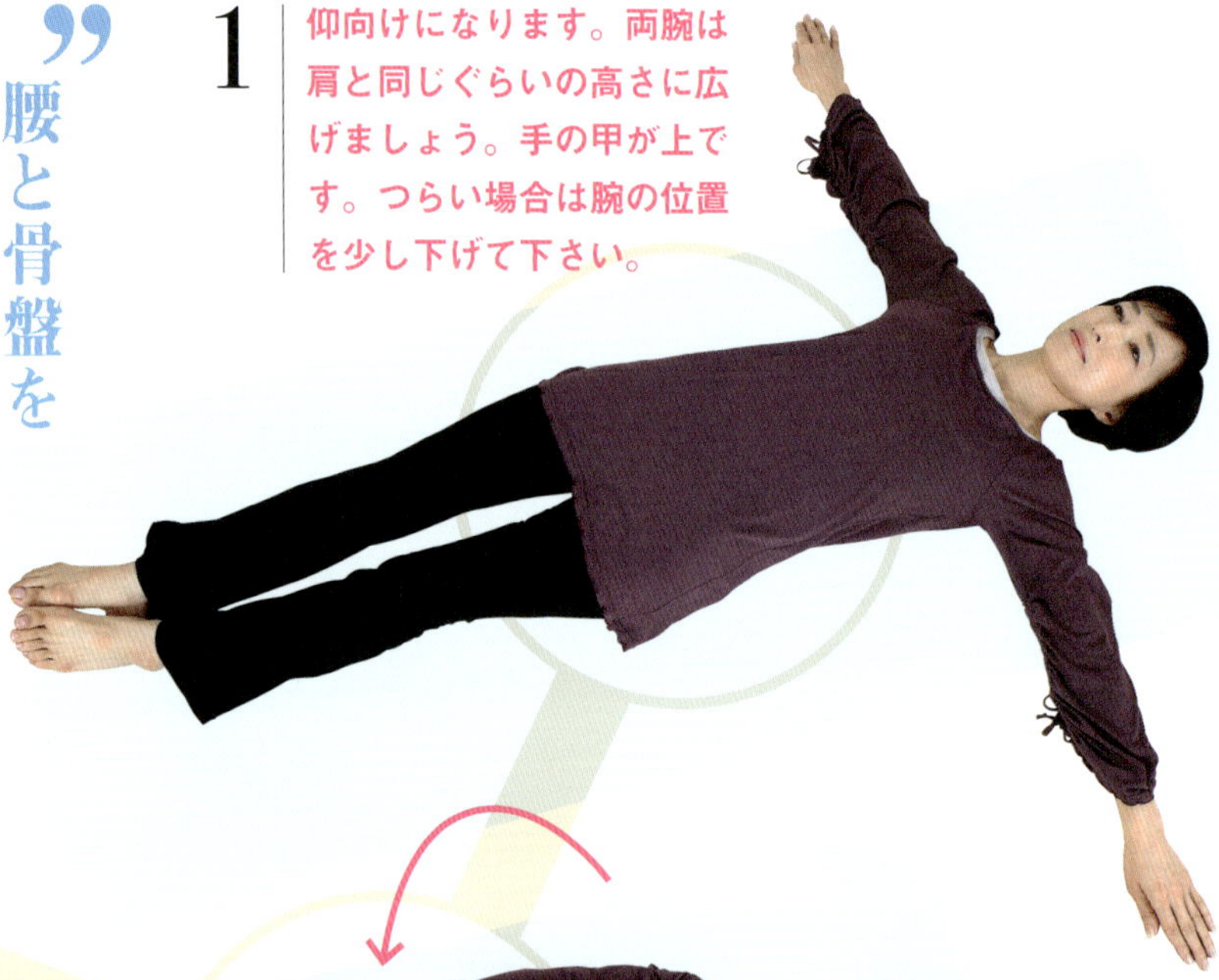

1
仰向けになります。両腕は肩と同じぐらいの高さに広げましょう。手の甲が上です。つらい場合は腕の位置を少し下げて下さい。

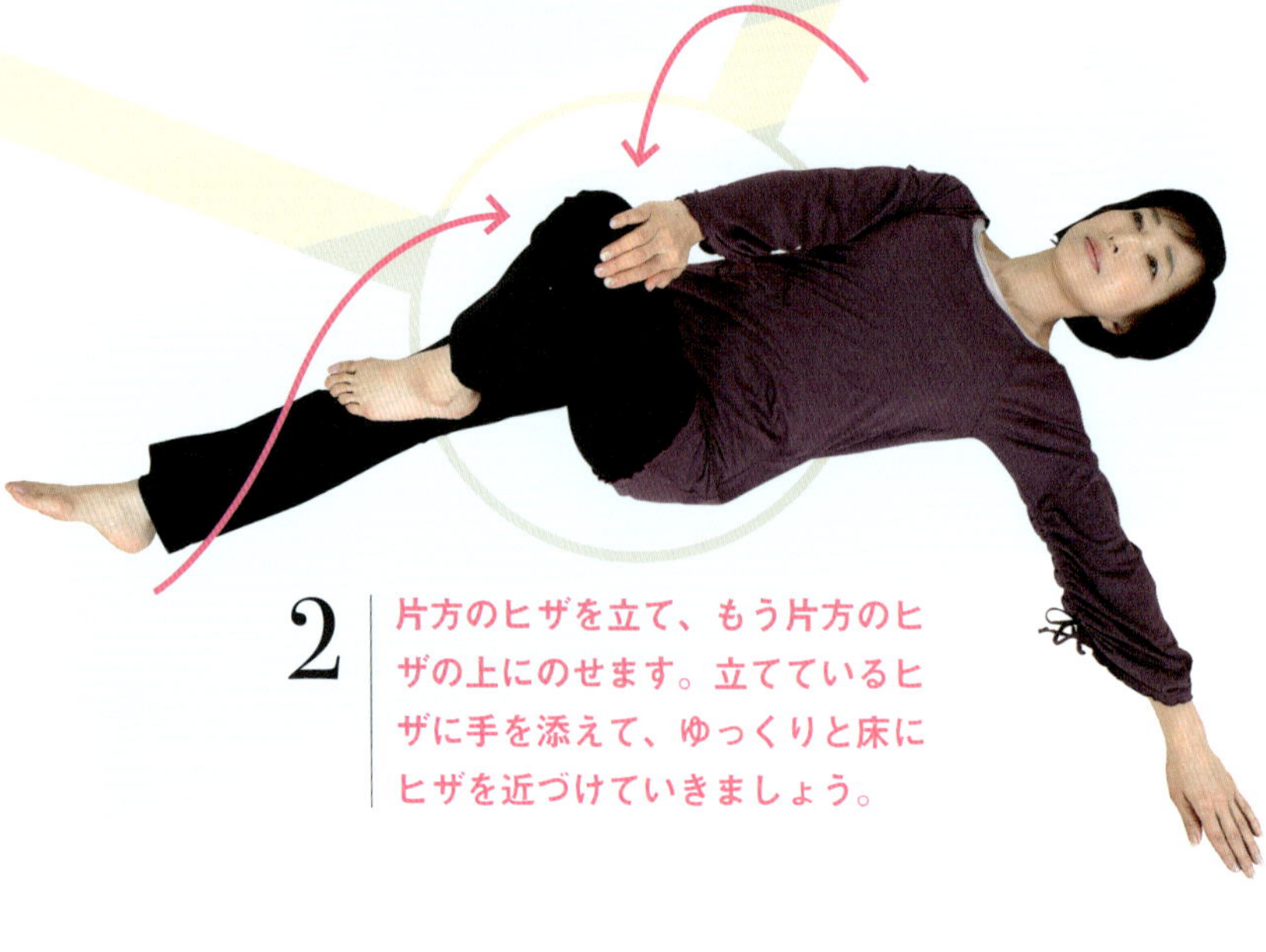

2
片方のヒザを立て、もう片方のヒザの上にのせます。立てているヒザに手を添えて、ゆっくりと床にヒザを近づけていきましょう。

「美」への効果

・脂肪燃焼効果。

・ウエストがすっきりと細くなる。

「健康」への効果

・ワキ腹・腰・骨盤をねじることで、腰部の歪みや腰痛が改善。

上手に行うコツ

体をねじった時、広げているほうの肩が床から浮かないようにするのがコツです。また、ヒザが床に着かない場合は、クッションなどを挟んで行いましょう。

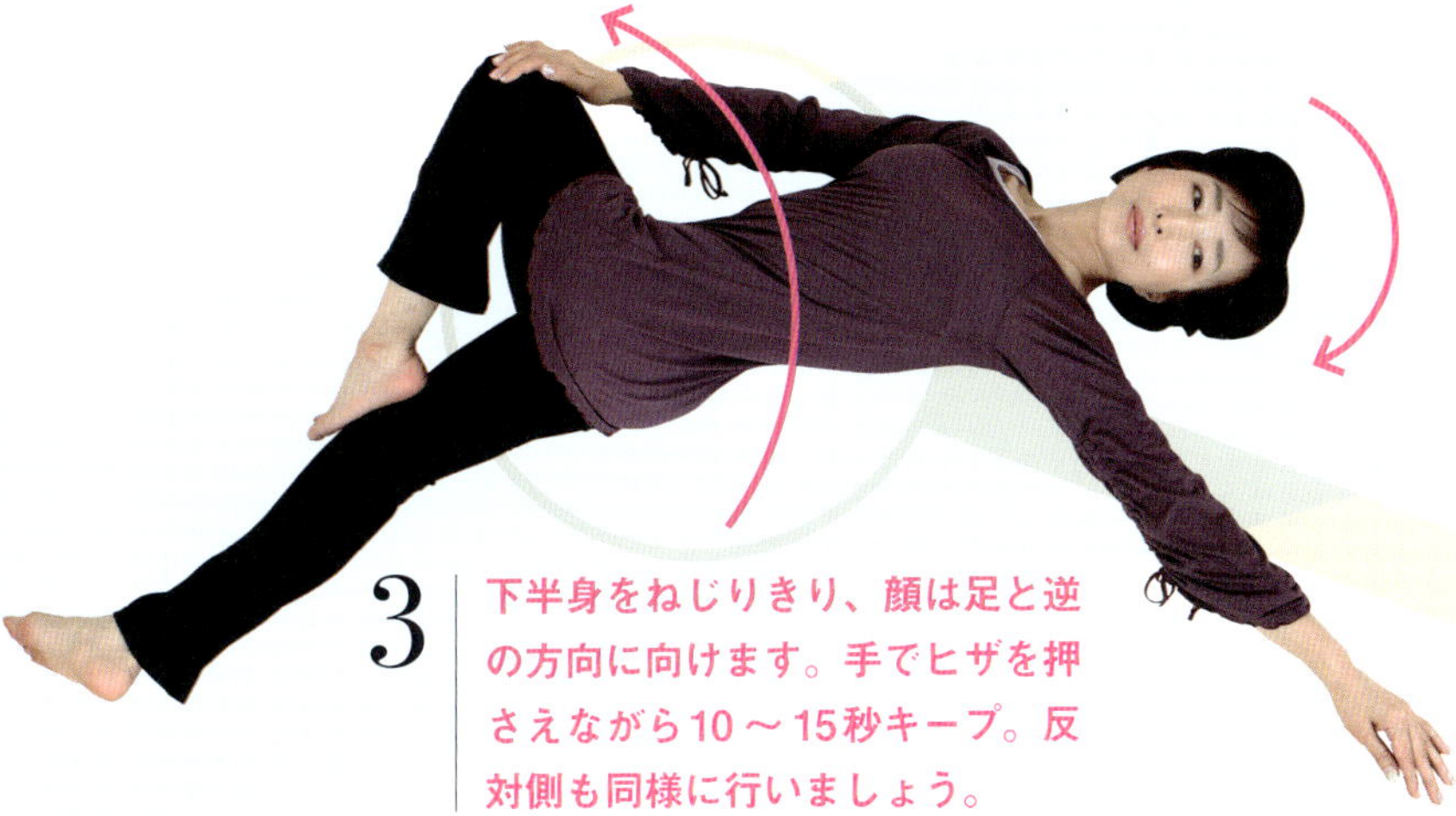

3 下半身をねじりきり、顔は足と逆の方向に向けます。手でヒザを押さえながら10～15秒キープ。反対側も同様に行いましょう。

腰と一緒に背中もよくねじろう

腰を大きくねじるこのストレッチ。実は、腰だけでなく、背中も同時にストレッチしています。腰にある骨盤と、背中にある背骨はつながっているので、この動きによって両方がよくストレッチされるのです。ねじることで背骨の動きがスムーズになり、緊張を和らげ、ストレスやイライラも緩和。もちろん、美しい姿勢作りにも効果があります。

胸を広げ胸腺を刺激し
肺機能と免疫力をアップ

”大脳の血流が
よくなり
脳の疲れも
すっきり取れる“

1 仰向けになります。両ヒザを立て、腰を少しだけ浮かし、お尻の下に両手を入れます。手の甲が上になるようにしましょう。

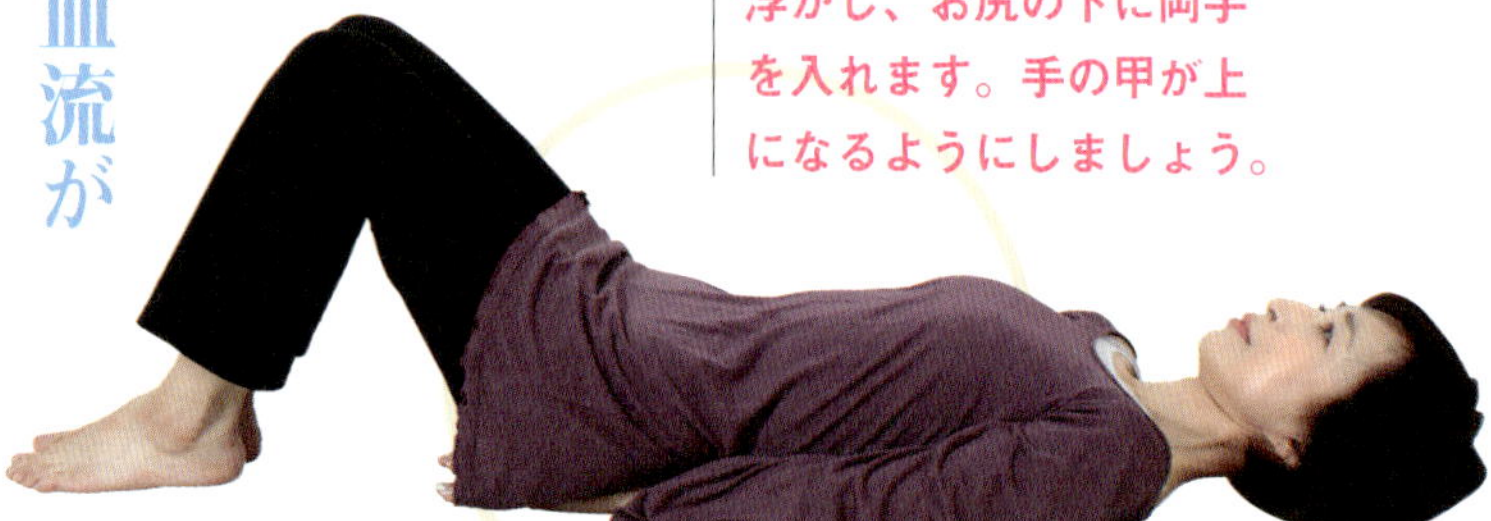

2 お尻の下に手を置いたまま、両足を伸ばします。この時、両足と両腕をしっかりと伸ばすように意識して下さい。

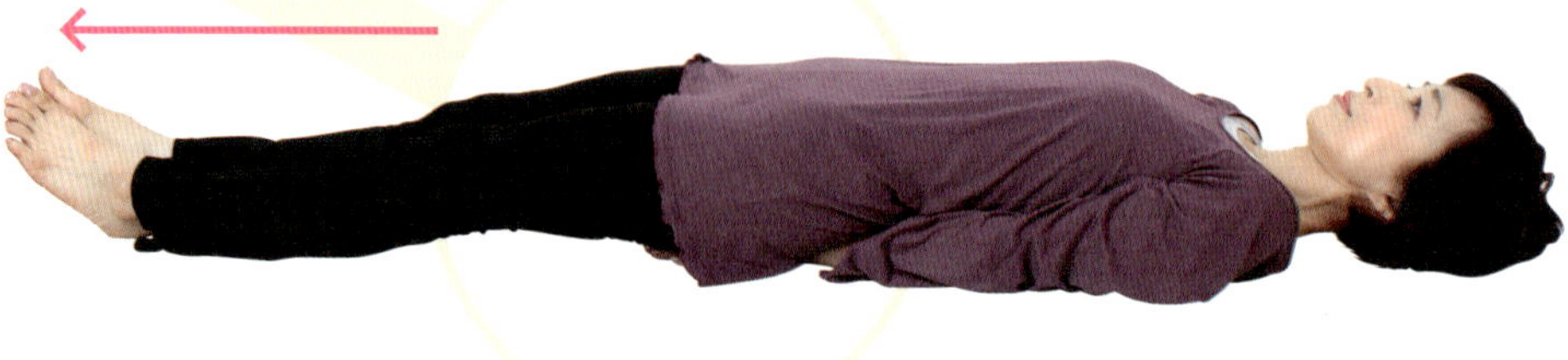

「美」への効果

・バストアップ効果。
・首から背中にかけての引き締め効果。

「健康」への効果

・免疫力が高まる。
・肺機能が高まり呼吸が深くなる。

上手に行うコツ

肩と下半身を緊張させないようにしましょう。首が硬い人はやりにくいかもしれませんが、ヒジで体重を支える意識で、少しずつ慣らしていって下さい。

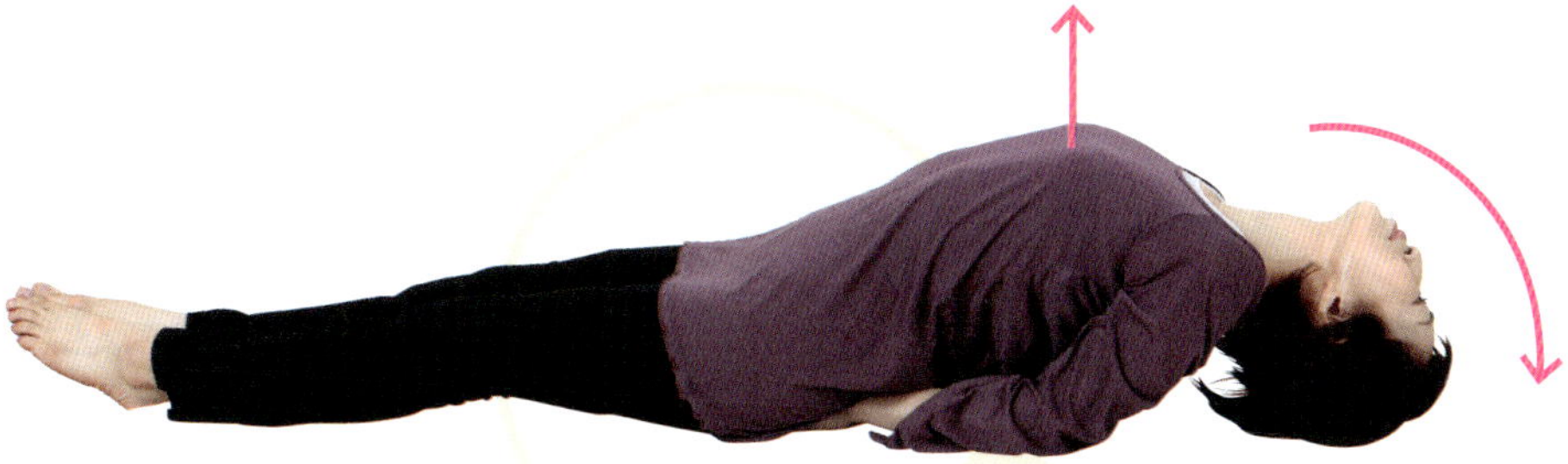

3 ヒジを曲げ、上体を少しずつ持ち上げます。胸を反らし、頭頂を床に着け、5～10秒キープ。頭からゆっくりと元に戻します。

脳の疲れをすっきり取る呼吸法

胸を反らし広げることで、肺機能を高めるこのストレッチ。肺機能が高まることで呼吸も深くなります。さらに、その呼吸によって、大脳の血流がよくなり脳がすっきりする効果も。息を吐く時は、ネガティブなものが全部出ていくイメージで。逆に吸う時はポジティブなものが体に入ってくるイメージで行うと、さらに脳がすっきりします。

下腹部の血行をよくし すっきりきれいな腸を作る

1 仰向けになり、ヒザを曲げ、片足ずつお腹に押しつけ、両手で抱え込みます。左右それぞれ3～5秒キープしましょう。

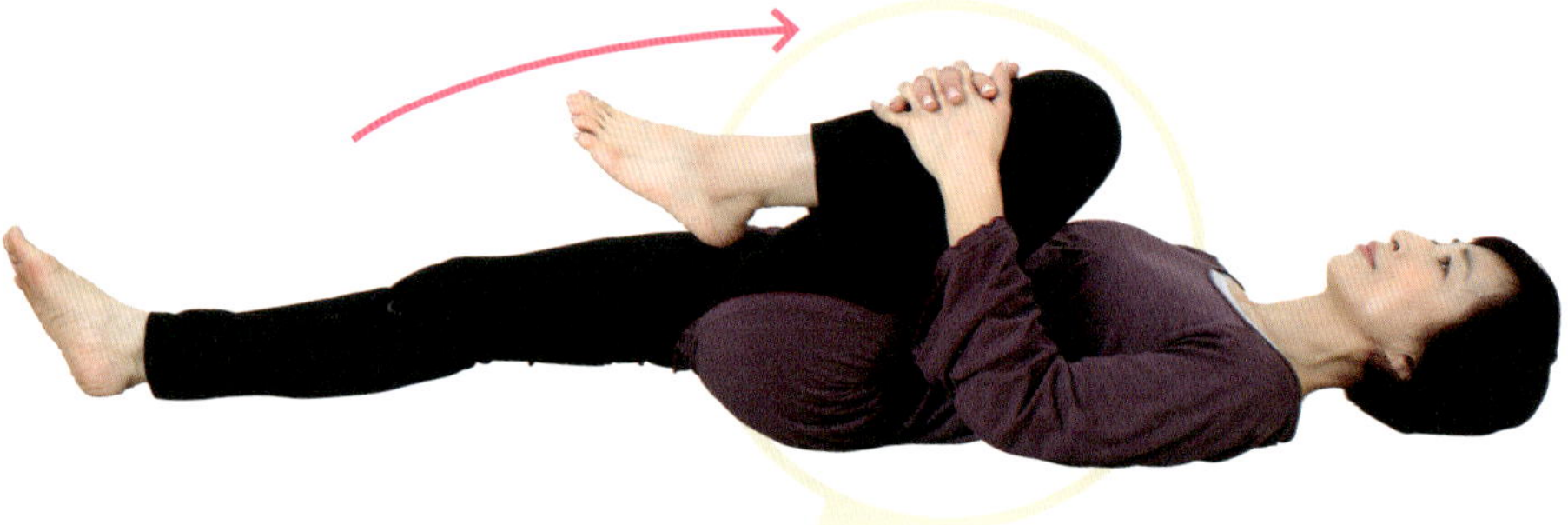

2 今度は、両ヒザを曲げ、腹部に近づけていきます。両手を組み合わせて、ヒザを抱え、自然呼吸を繰り返しましょう。

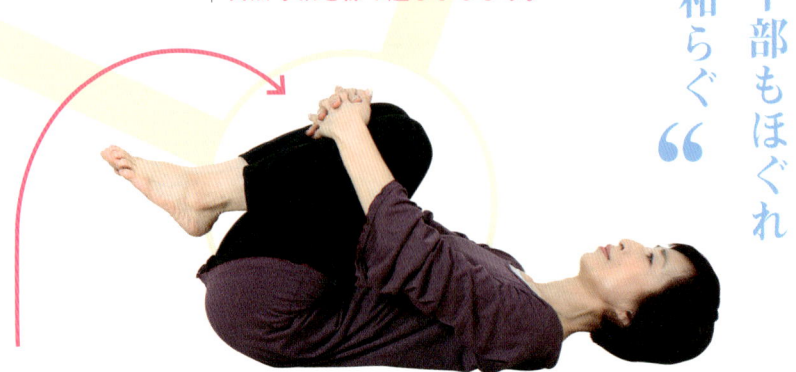

”腰と股関節 背中の下部もほぐれ 腰痛も和らぐ“

「美」への効果

・整腸効果で、ニキビや吹き出ものなどの肌荒れが改善する。

「健康」への効果

・腰痛が軽減する。
・下腹部の血行がよくなり便秘が解消。

上手に行うコツ

ヒザを抱え、太モモをお腹に押しつけた時、お尻が浮かないように気をつけましょう。お尻から背中、首の後ろまでを真っすぐにすることが大切です。

3 太モモを腹部に押しつけ、しっかりと抱え込みます。3～5秒キープしたら緩めましょう。この繰り返しを2～3回続けます。

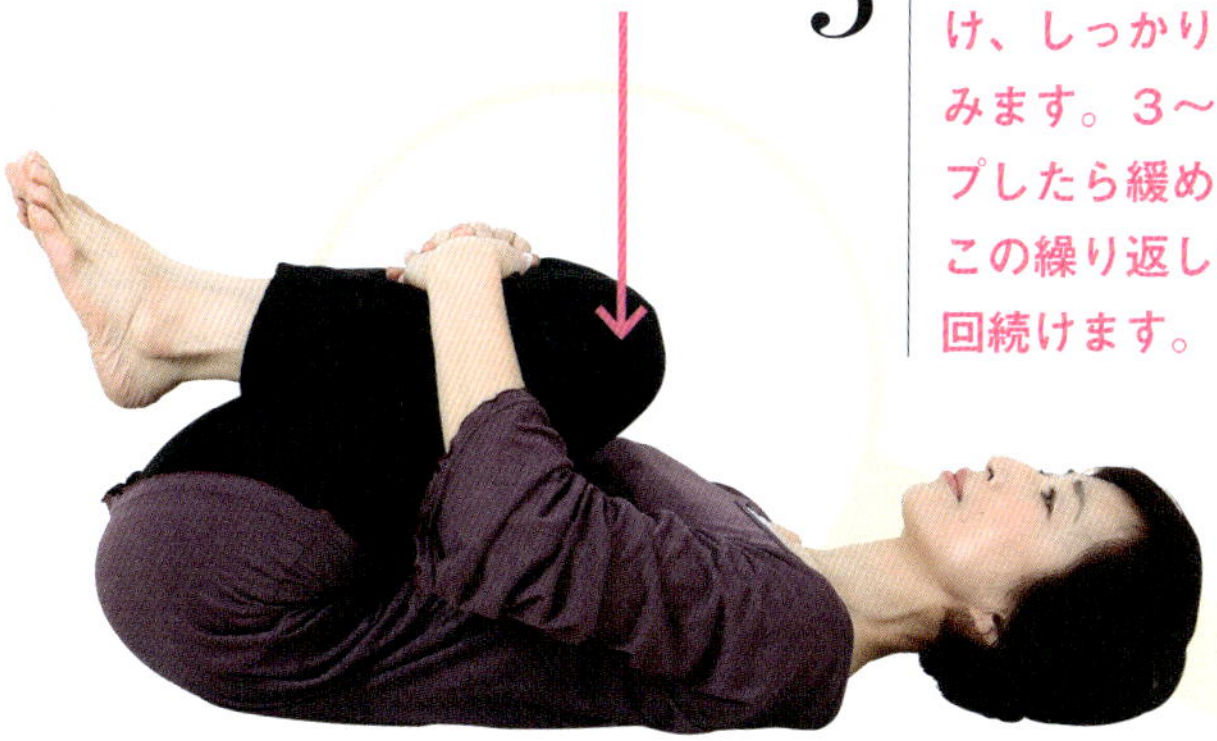

腸の働きを活性化させよう！

便秘が続くと血液の質を悪くし、全身に毒素が回って、臓器や細胞の働きを弱めてしまいます。便秘の主な原因は、大腸の機能低下など。こうした症状を改善し、腸の働きを活性化させるためにも、このストレッチを習慣にしましょう。腰や股関節もほぐすこのストレッチを毎日行えば、下腹部の血行がよくなり、便秘も解消します。

STEP 2

体を弓形に反らせて バストとヒップをきれいに

1 うつ伏せになります。額を床に着け、首が真っすぐになるようにしましょう。両手は背中に回し、軽く握っておきます。

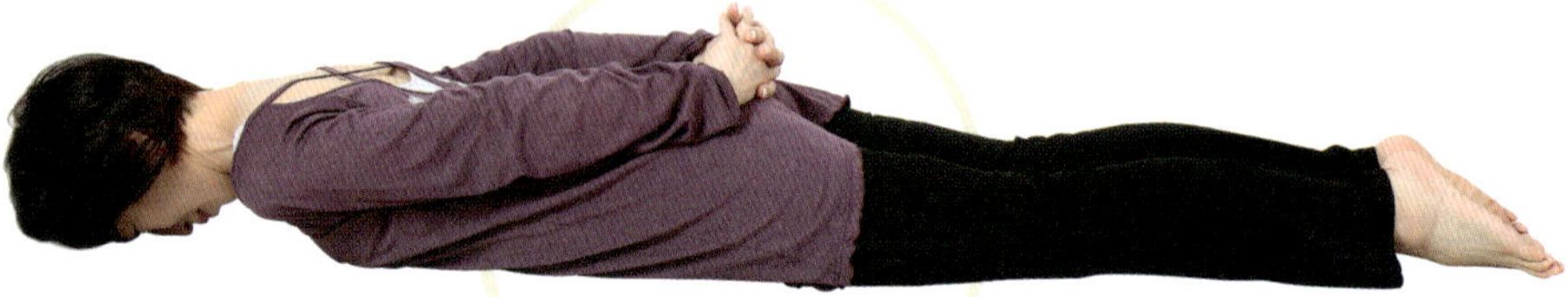

”腕を後ろに引くことで肩甲骨もよくほぐれる“

2 両方の手のひらがぴったりとつくぐらい強く手を握り、腕を後ろに引いていきます。同時に、頭と胸を徐々に起こしましょう。

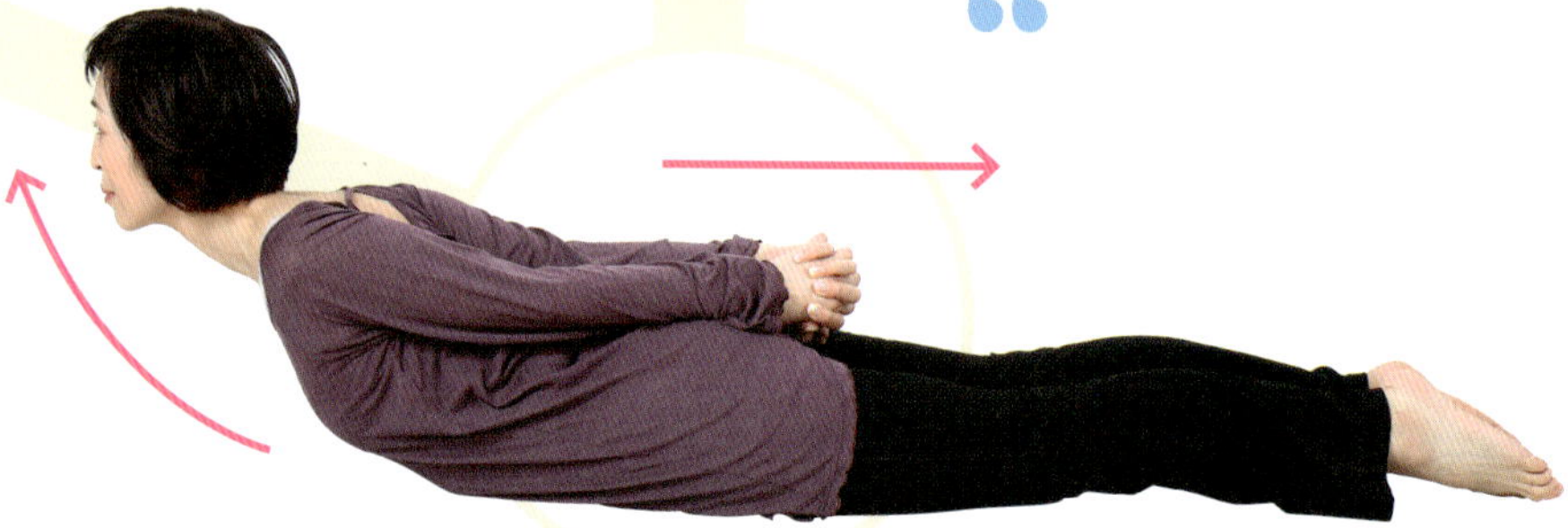

「美」への効果

・姿勢が美しくなる。
・バストアップ、ヒップアップ効果。

「健康」への効果

・肩甲骨まわりの筋肉がほぐれ、血行がよくなり肩コリが改善。

上手に行うコツ

腕を後ろに引き、胸を反らせる時に、肩甲骨を中心に寄せる意識で行うことが大切です。両手を強く握り、腕をなるべく後ろに引くのが上手に行うコツ。

3 胸を反らせたまま、今度は足を上げます。この状態で5～10秒キープしたら、元に戻しましょう。これを2回繰り返します。

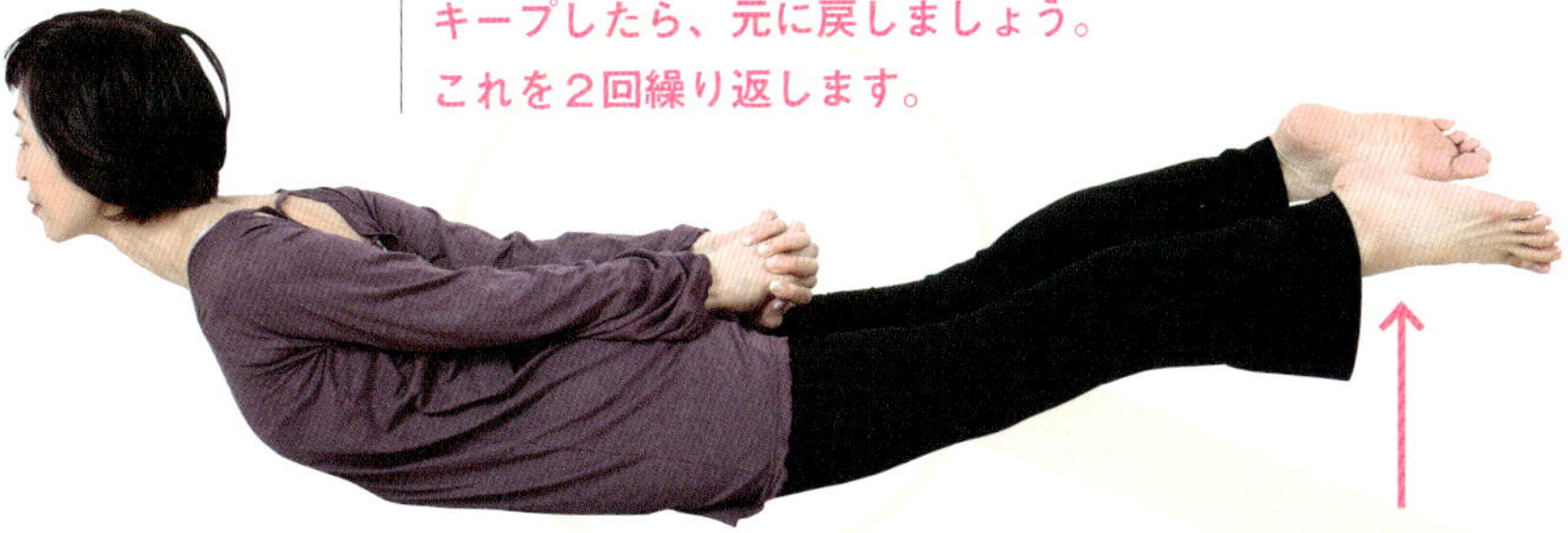

素敵な笑顔を上手に作るために

肩甲骨が硬い人は、肺がこわばっている証拠。そのため、呼吸もうまくできず、笑顔も作りづらいのです。また、肩に力が入りやすい人は、肺が突っ張っていて顔が緩みません。美しい表情を作るためにも、肩甲骨と肩をほぐして、肺をリラックスさせることが大切。そこでおすすめなのが、肩甲骨を中心に寄せてほぐす、このストレッチです。

エイジングストレッチ

STEP 2

背骨を一つずつ動かして S字カーブの美しい姿勢を作る

"脊椎《せきつい》の歪みが取れ体の動きや肺活量も改善できる"

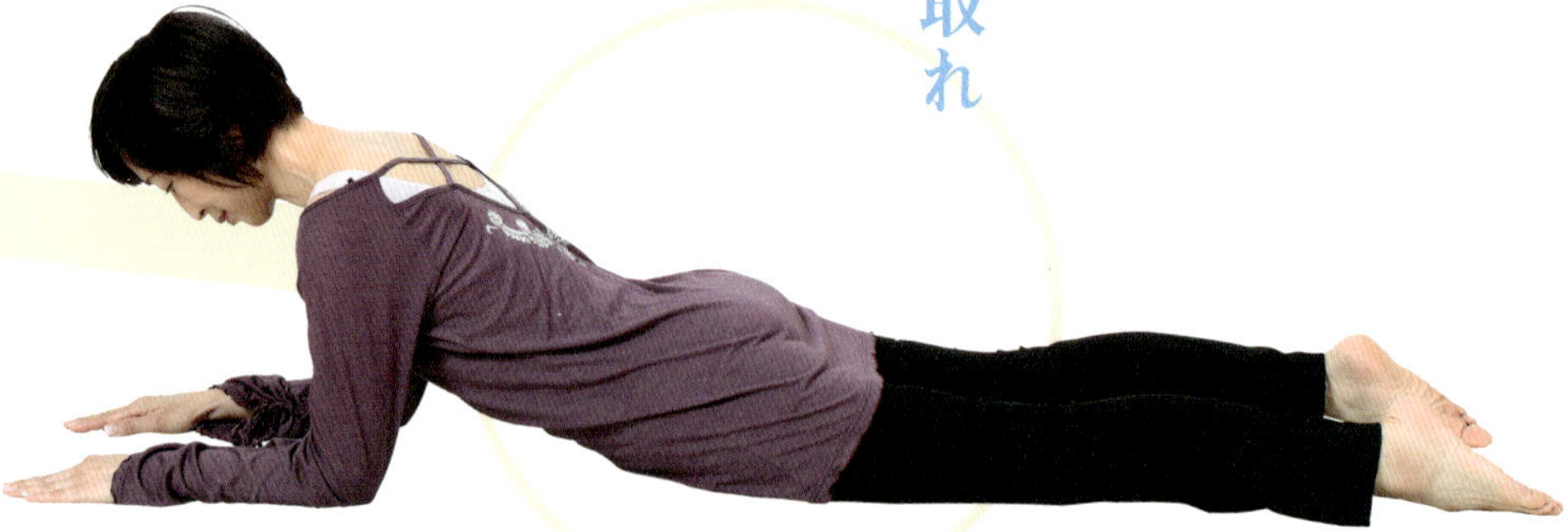

1 うつ伏せになり、両手を顔の横に置きます。両足は伸ばし、腰幅程度に開きましょう。爪先は立てず、足の甲を床に着けます。この状態から、ヒジを曲げ、手で床を押して、徐々に上体を起こしていきましょう。

「美」への効果

・背骨の歪みが改善しS字カーブの美しい姿勢になる。

「健康」への効果

・胸を反らし、胸部を広げることで、肺活量が増加する。

上手に行うコツ

胸を反らす時に、下腹部が床から離れないようにしましょう。恥骨を床に押しつけるようなイメージで行うと上手にできます。腰を痛めないように注意！

2 上体を起こしたら、背骨を一つひとつ押し上げていくイメージで、さらに胸を反らせます。この状態で、5～10秒キープしましょう。

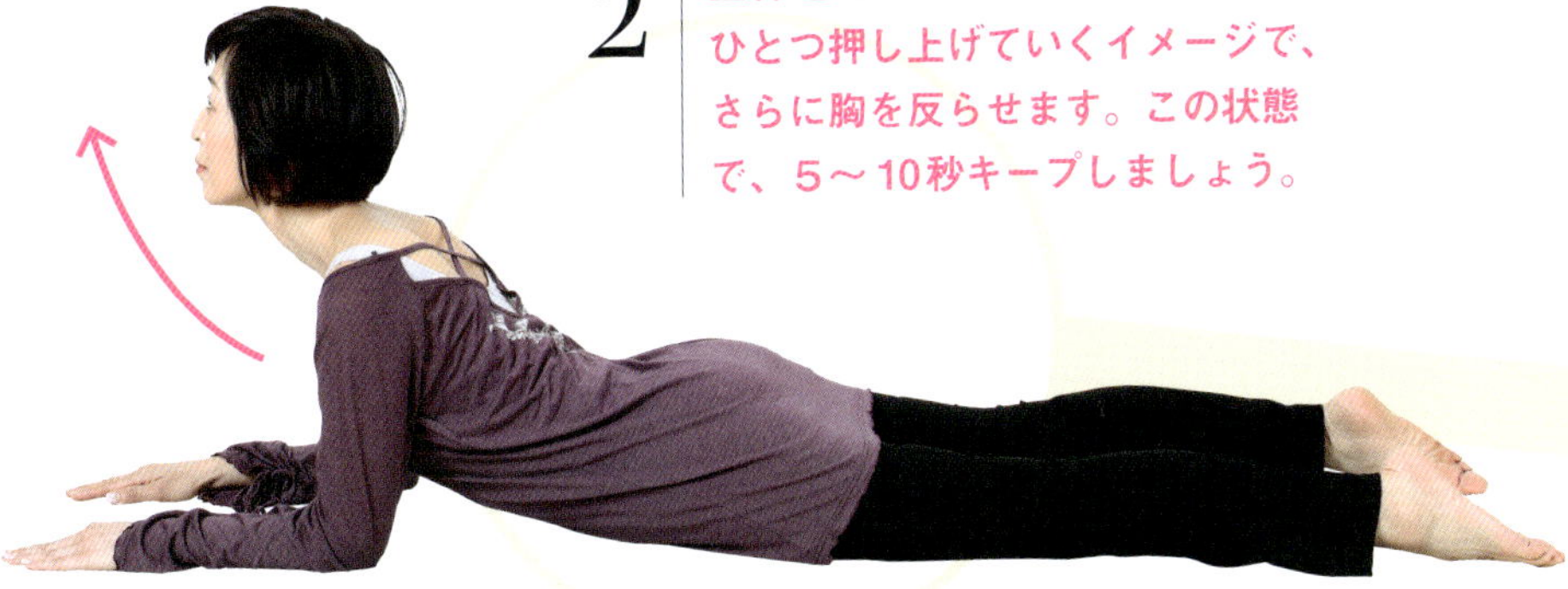

S字カーブの美しい姿勢を目指そう！

人間の背骨は、自然なS字カーブを描いています。私達の体がなめらかに動かせるのは、このカーブのおかげ。でも、丈夫で重たい頭蓋骨に圧迫され、S字カーブは徐々に湾曲してしまいます。すると、背骨が歪み、前傾し、体に狂いが生じてくるのです。これを避けるために、背骨を反らすストレッチを行って、姿勢を改善していきましょう。

全身を心地よく揺らし 女性ホルモンの分泌を促す

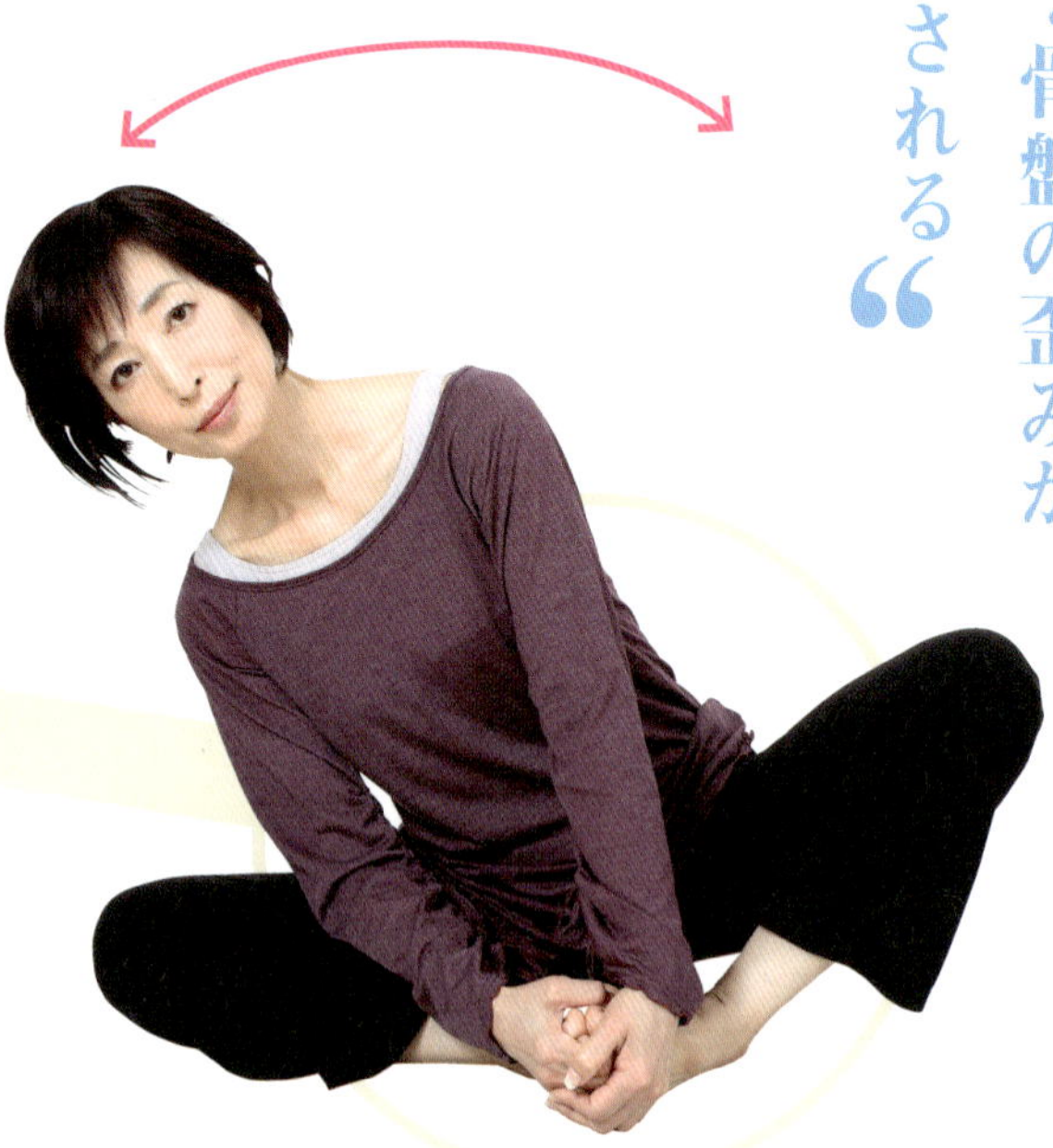

”体を揺らすことで 背骨・骨盤の歪みが 修正される“

1 あぐらになり、両方の足の裏を合わせて座ります。両足を両手で包み込むように持ち、手前に引き寄せましょう。体勢が整ったら、リズムをつけて、全身を左右にゆっくりと揺らします。20～30回程度行うのが目安。

「美」への効果

・肌荒れが改善する。
・背骨と骨盤の歪みが取れ、姿勢が改善。

「健康」への効果

・女性ホルモンの分泌で女性特有の諸症状を予防・改善する。

上手に行うコツ

全身を心地よく揺らすことがポイントです。また、体を前傾する時は、頭だけを倒すのではなく、お腹のあたりから倒すような意識で行いましょう。

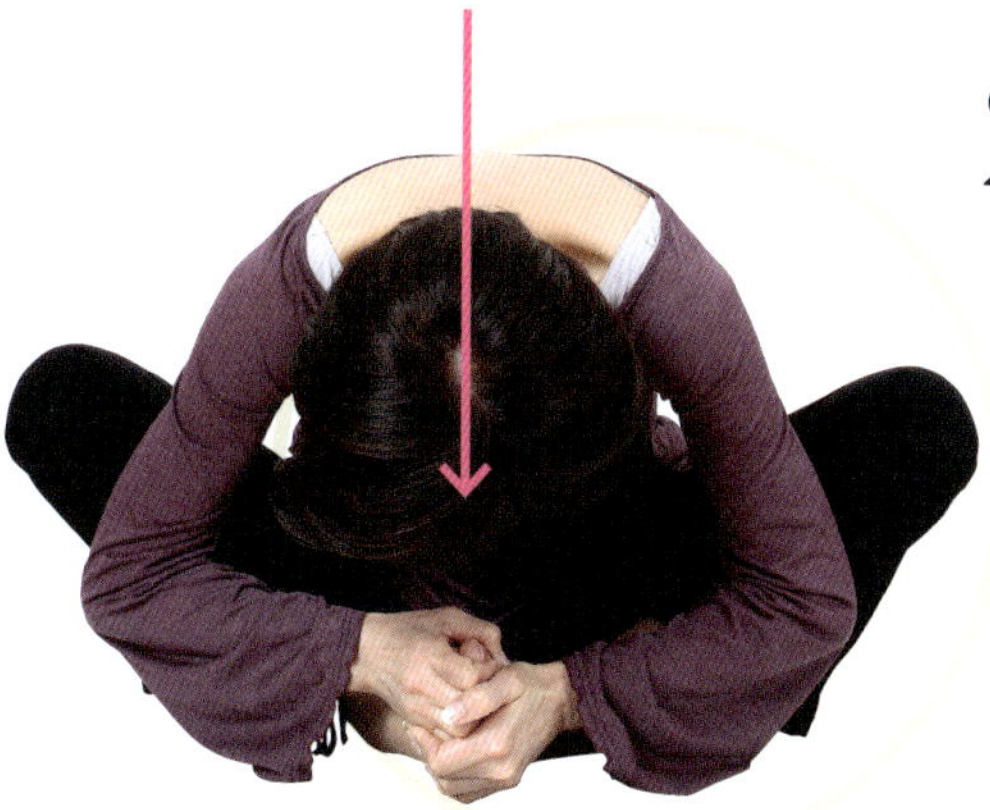

2 足先を持ったまま、上体を前に倒し、2～3秒キープ。肩に力が入らないように気をつけて下さい。

体を揺らすと得られるうれしい効果

全身を揺らすことにより、背骨や骨盤の歪みが修正されます。また、女性ホルモンの分泌も促すので、婦人科系疾患の予防や改善効果も。さらに、下半身の血行がよくなり、新陳代謝も活性化するため、泌尿器系障害や便秘にも効果を発揮します。幸せな気持ちをイメージして行えば、ホルモンバランスも整い、さらなる効果アップが期待できるかも。

さらに
レベルアップ

エイジングストレッチ

STEP 3

頭頂部に刺激を与えて脳をイキイキ活性化させる

1 正座になり、呼吸を整えます。両手は太モモの上に置いておきましょう。

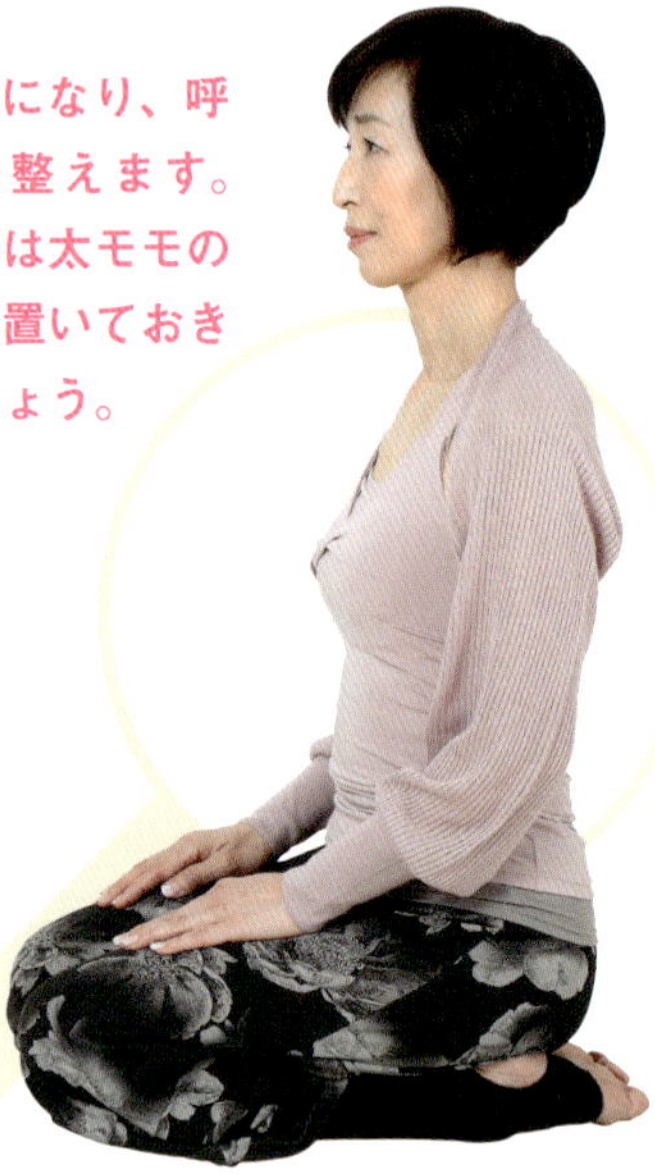

”脳に十分な
酸素を送って
頭の血行を
よくしよう“

2 両手と頭を床に着け、腰を上げます。太モモを立て、首筋を伸ばして、頭を体の中に丸め込むように。このまま３～５秒キープ。

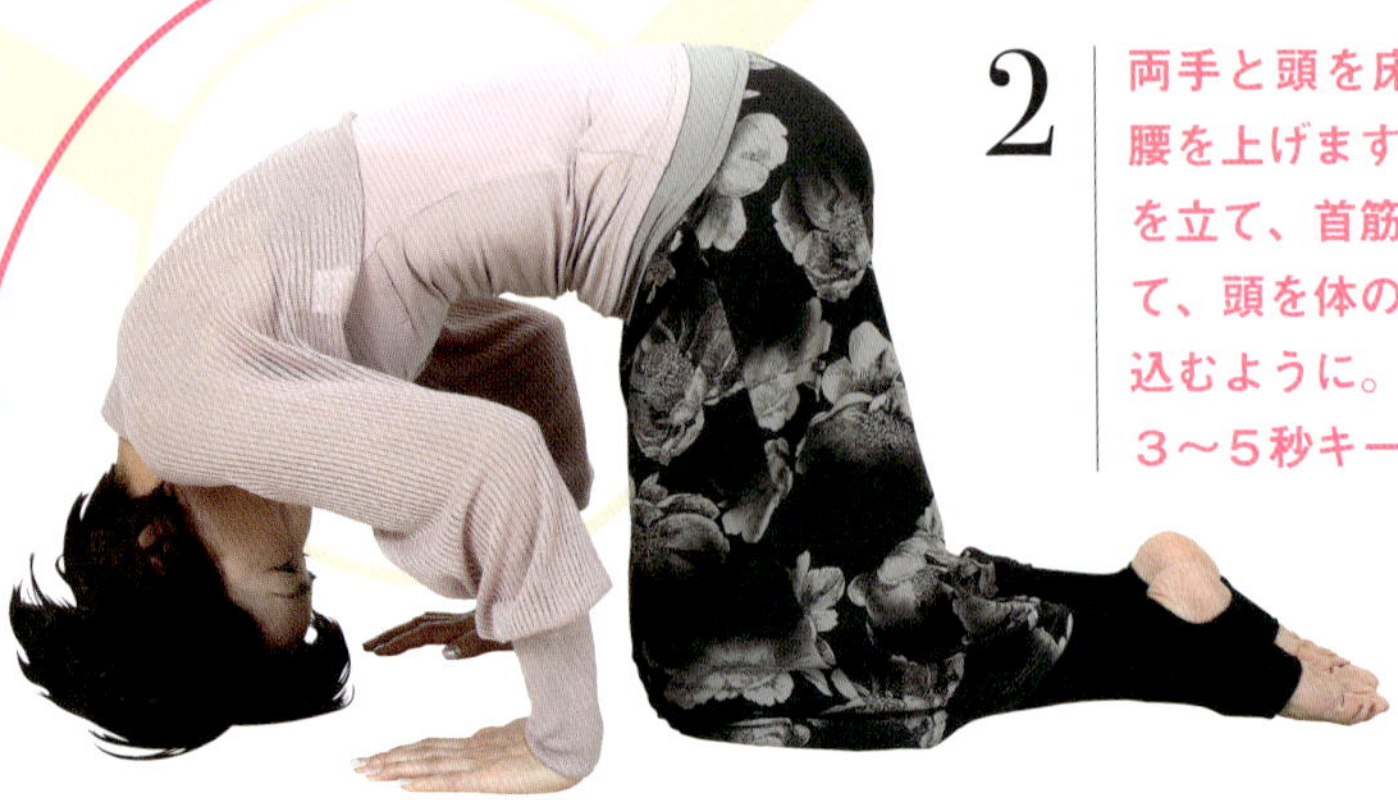

「美」への効果

・頭の血行がよくなり顔の血色もよくなる。
・顔色の改善。

「健康」への効果

・頭に酸素が行き渡り脳がイキイキする。
・頭痛の改善。

上手に行うコツ

頭と首の筋肉が伸びたり、緩んだりする感覚を意識しながら行うのがコツ。首に痛みが生じたり、頭が痛くなるようであれば無理をせずに休んで下さい。

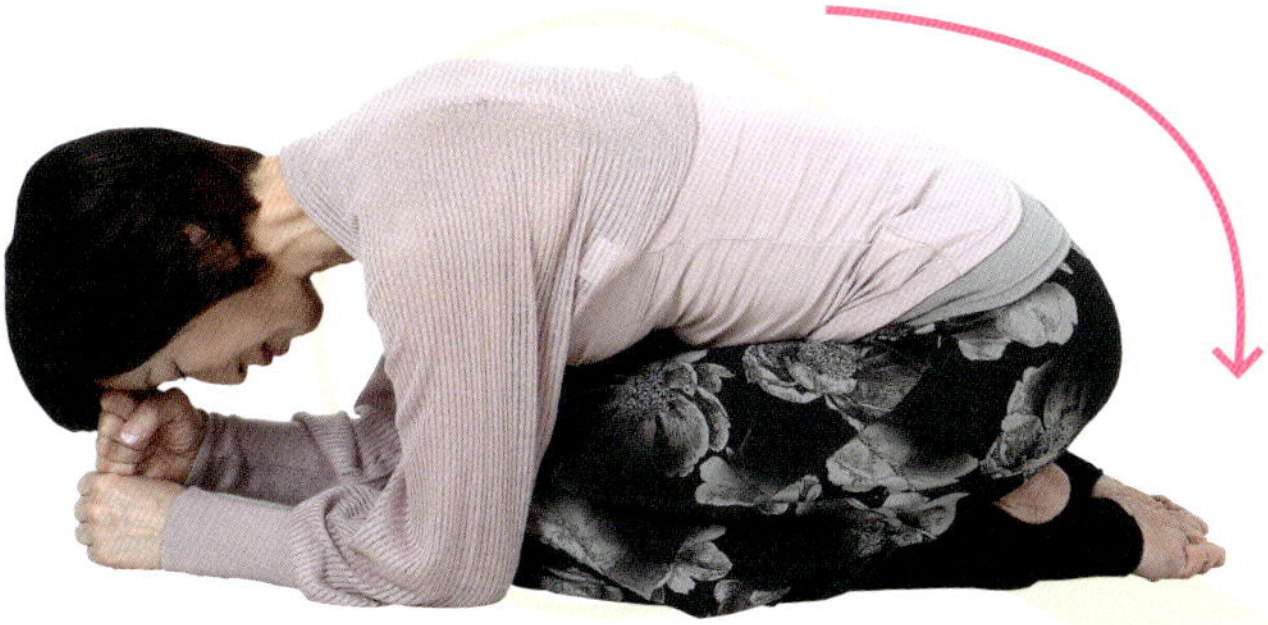

3 腰を下ろし、両手で握りこぶしを作り、縦に重ねます。握りこぶしの上に額をのせ、このまま少し休みましょう。

頭と首の筋肉をほぐして頭痛を改善

緊張性の頭痛は、頭や首の筋肉が絶えず収縮しているために生じる最も一般的な頭痛です。日頃から頭痛が多い人は、このストレッチで頭頂部を刺激し、頭の血行をよくしましょう。首の筋肉もほぐれすっきりします。ただし、頭痛がある時に行うのはNG。また、ストレッチの最中に違和感を感じたら、すぐにやめて休んで下さい。

手と足で全身を支え 二の腕・太モモを引き締める

1 両手・両ヒザを床に着けます。足は腰幅ぐらいに広げましょう。爪先は立てておきます。

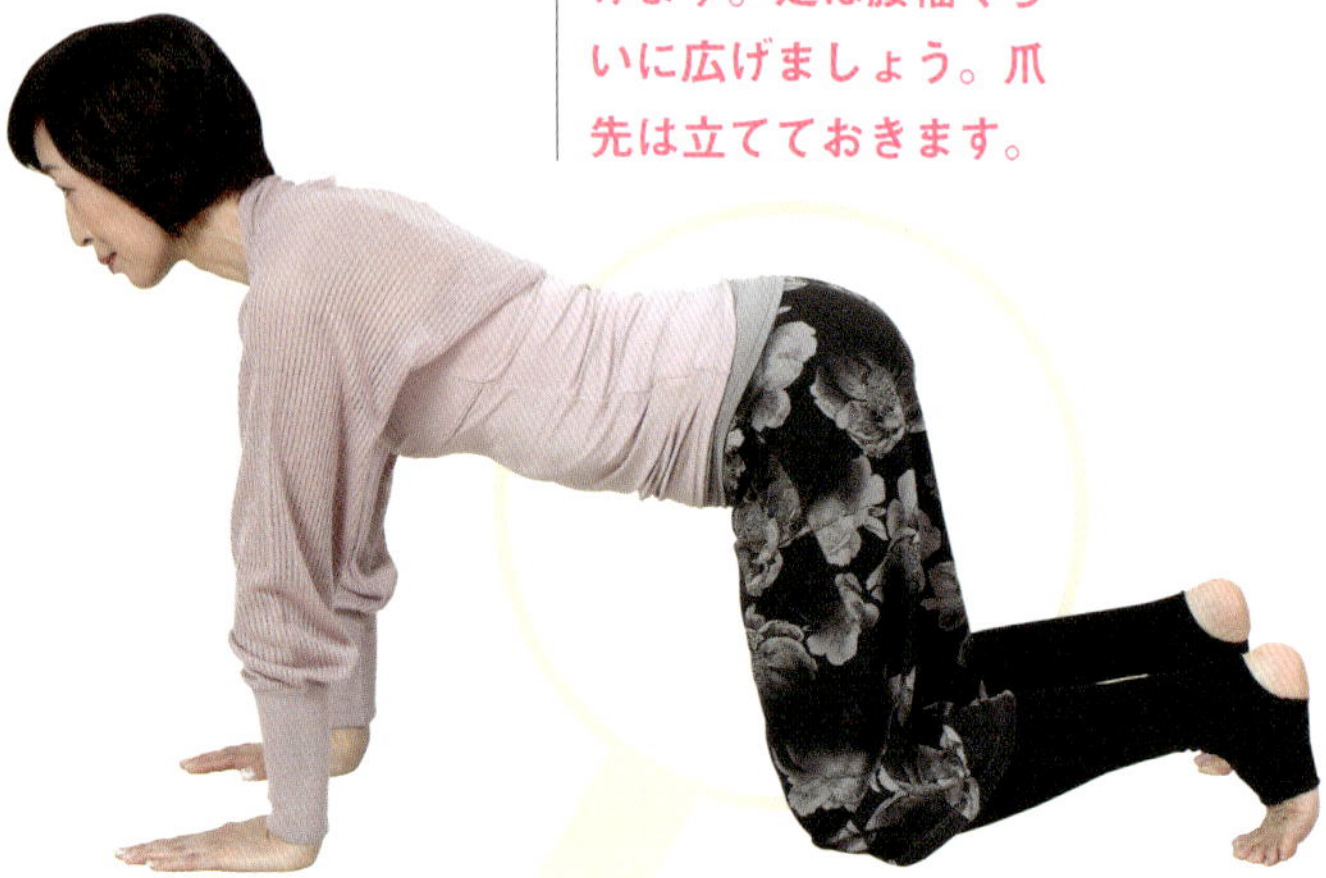

"全身が気持ちよく伸び背中と首の筋肉もほぐれる"

2 手と足で床を押し、腰を上げます。腕・足を伸ばして、腰を頂点とした山の形を作るような意識で。

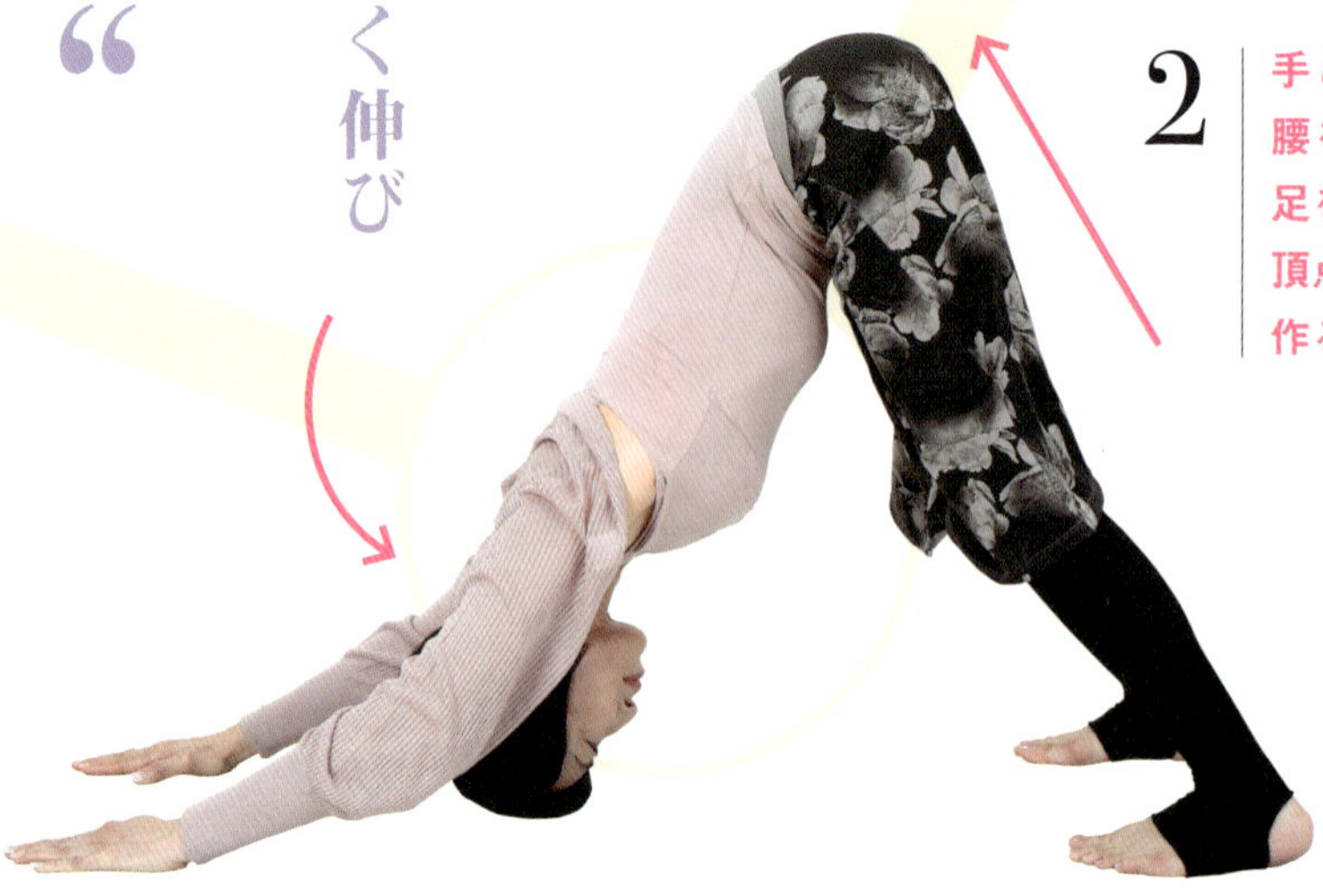

「美」への効果

・全身を手と足で支えるため、二の腕と太モモが引き締まる。

「健康」への効果

・全身の血行がよくなり内臓下垂の予防や改善にも効果あり。

上手に行うコツ

腰を高く持ち上げた時、足は、なるべくかかとまで床に着ける意識で行いましょう。また、頭は腕の中に入れ、目線は足の指あたりに向けましょう。

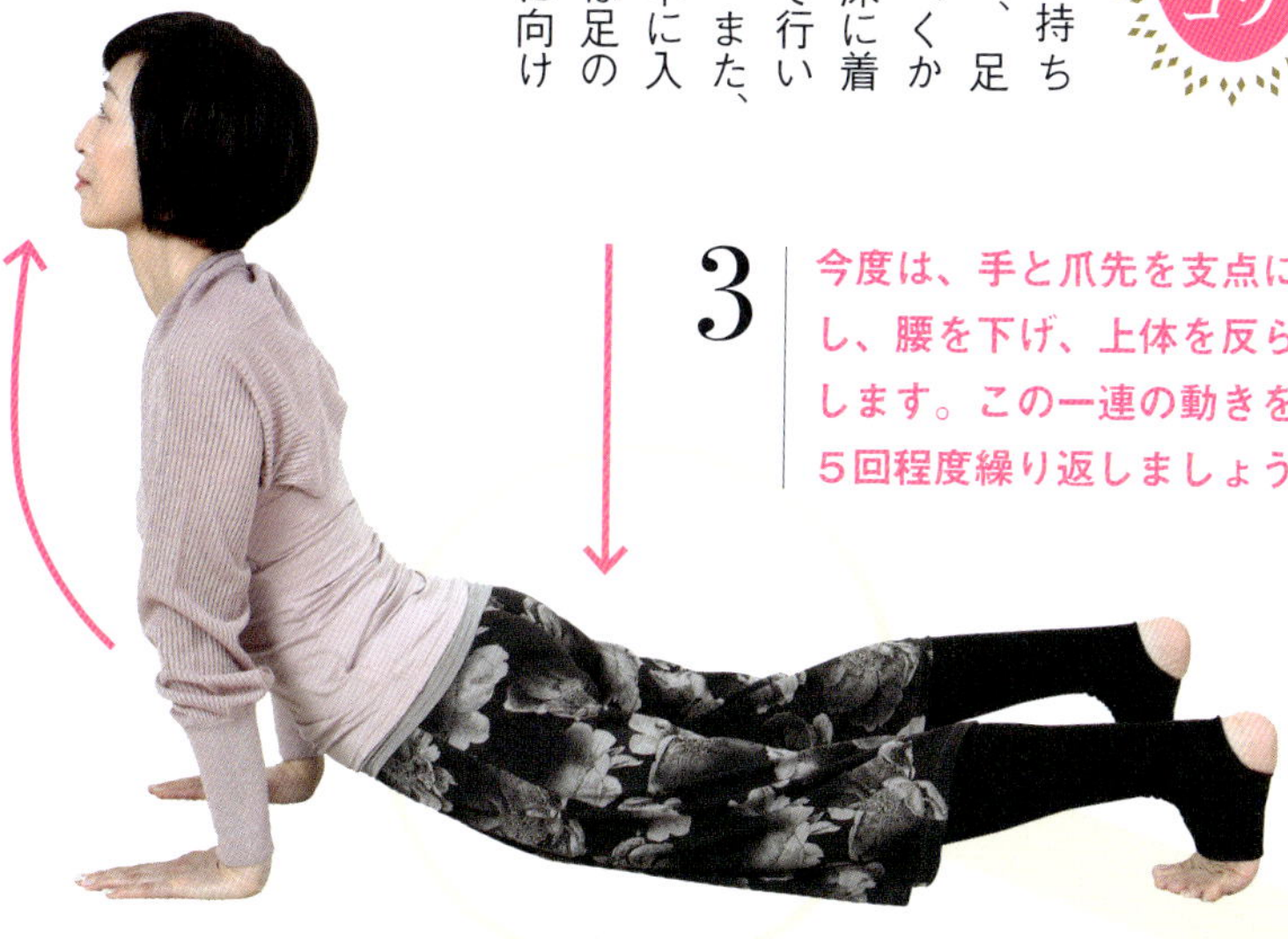

3 今度は、手と爪先を支点にし、腰を下げ、上体を反らします。この一連の動きを5回程度繰り返しましょう。

全身の血行をよくし臓器を活性化

食事後、下腹だけぽっこり膨らむといった経験はありませんか。心当たりがある人は、胃下垂かもしれません。胃下垂は内臓下垂の一つ。男性よりも筋力の弱い女性に多い症状です。こうした内臓下垂を防ぎ、改善するためにも、このストレッチを行いましょう。全身の血行もよくなるので、各臓器の活性化にも効果があるストレッチです。

ワキ腹を伸ばすことで背骨の左右のバランスが整う

"内臓全体が活性化し
新陳代謝もよくなる"

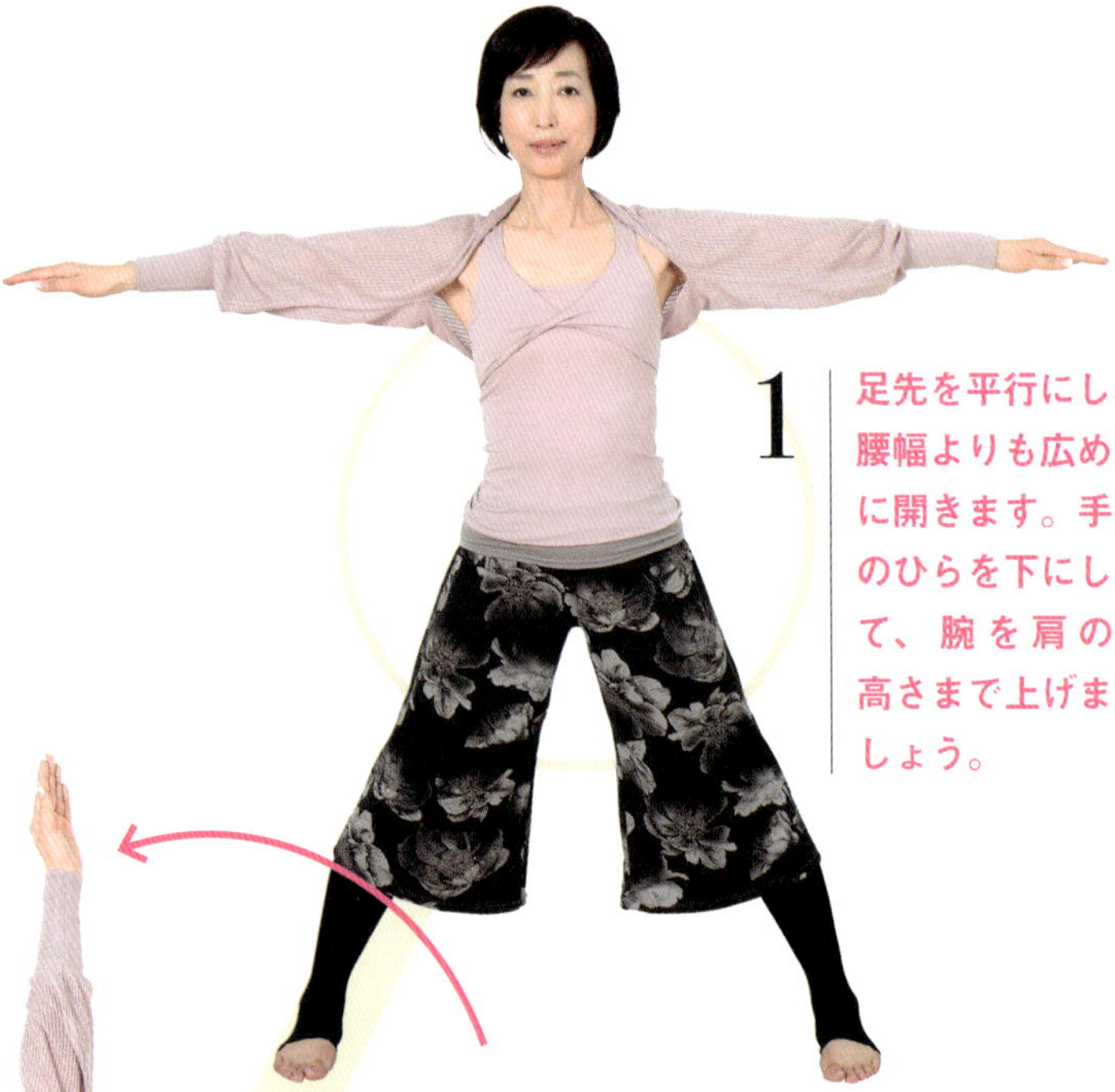

1 足先を平行にし、腰幅よりも広めに開きます。手のひらを下にして、腕を肩の高さまで上げましょう。

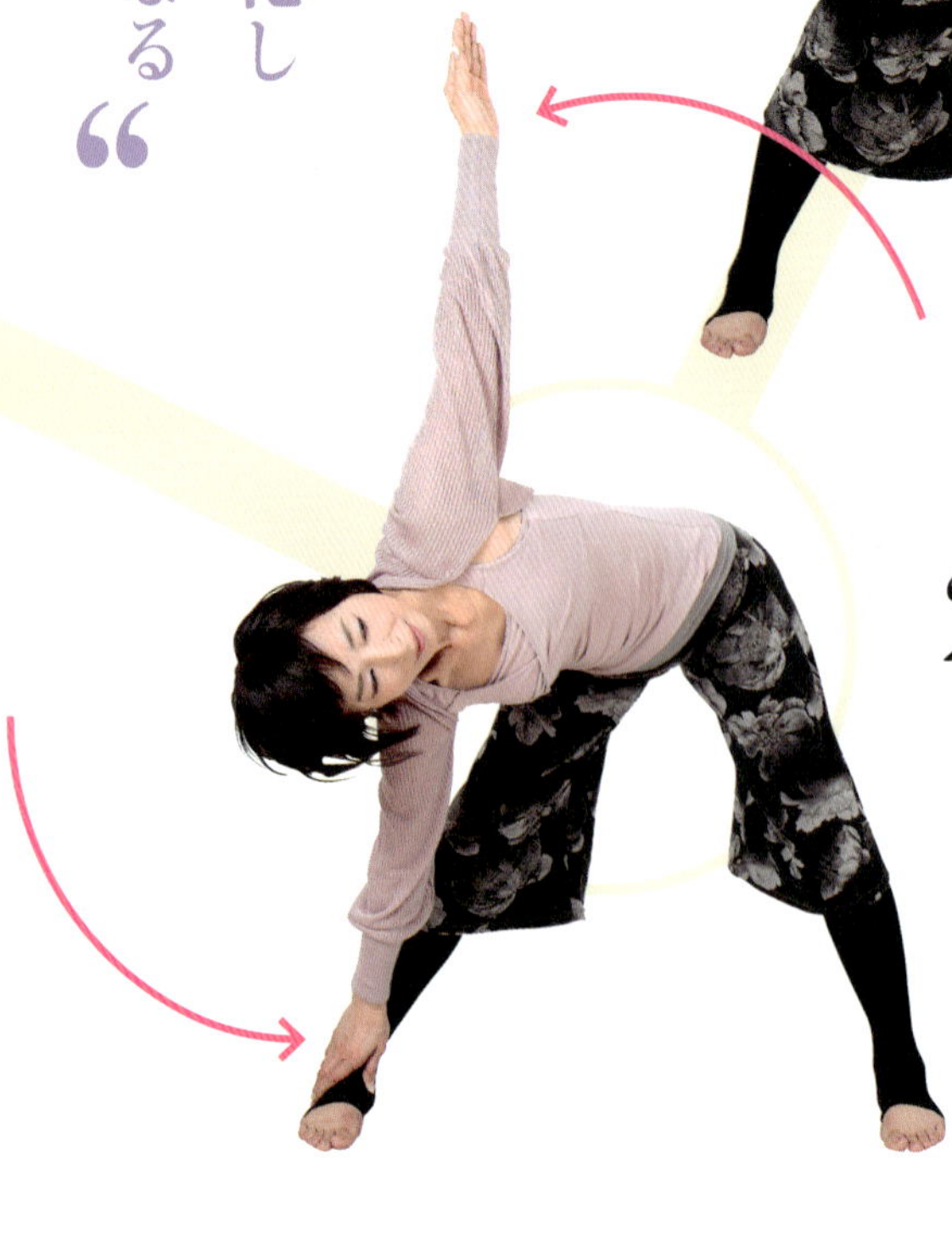

2 片方の腕を上げ、もう片方の腕は下げます。腕はまっすぐ伸ばし、目線は上の指先に向け、5秒キープ。

「美」への効果

・ワキ腹を伸ばすことで背骨の左右のバランスが整う。

「健康」への効果

・肩コリ改善。

・内臓全体が活性化し体の疲れが取れる。

上手に行うコツ

腕を上げたり、下げたりするこのストレッチのコツは、肩に力を入れないことです。肩や首まわりの筋肉をなるべくリラックスさせながら行いましょう。

3

反対側も同じように行います。ワキ腹は真っすぐ伸ばしたまま上体を曲げ、下げている手は、足首のあたりに置きましょう。

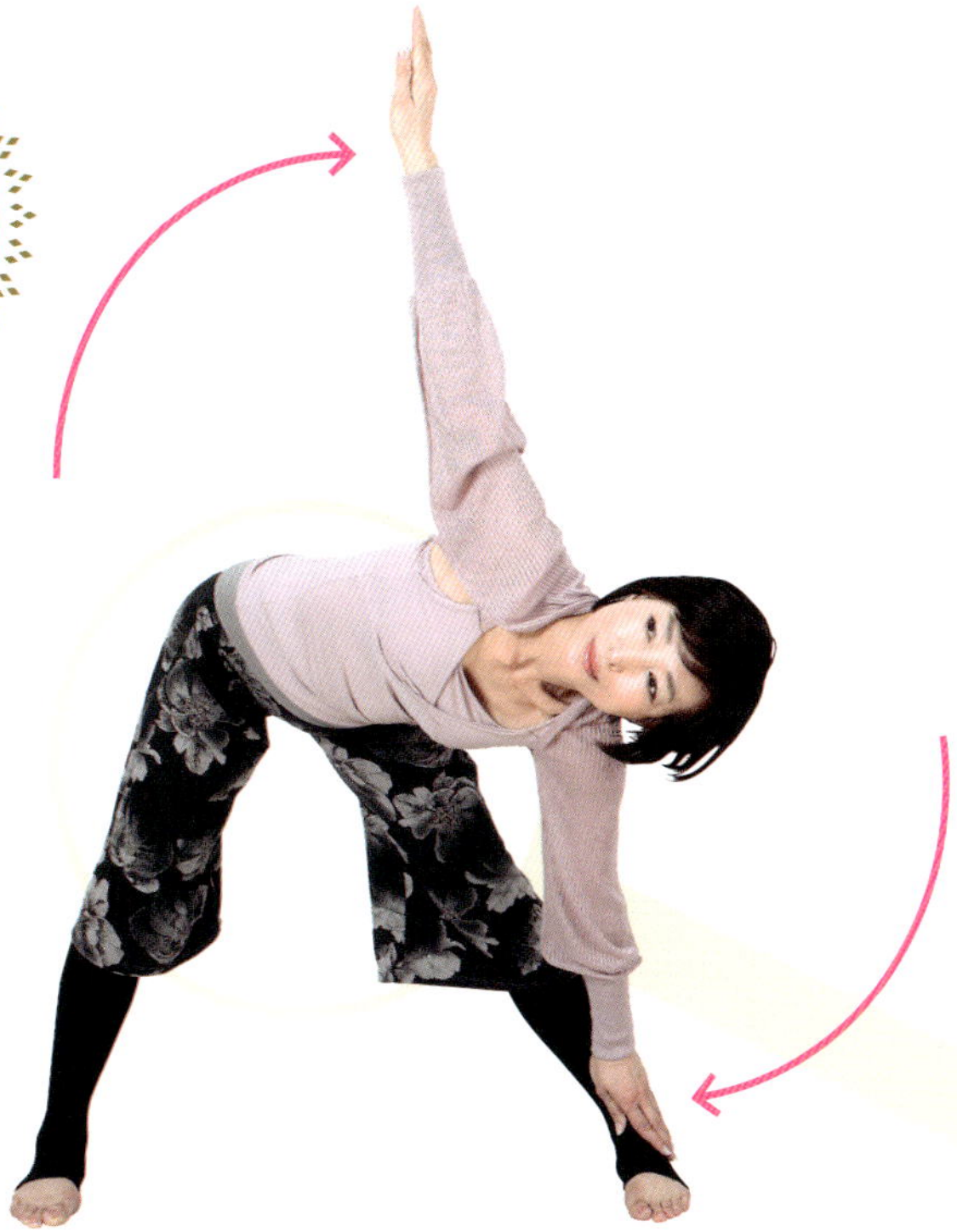

体を緩め解放することが大切

ワキまわりやワキ腹を伸ばすこのストレッチを行うことで、リンパの流れもよくなり、肩コリなどが解消します。この時、重要なのは体の力を抜いてリラックスしながら行うことです。リラックスするとは、体が緩んでいる状態のこと。普段は、緊張し硬くなりがちな体を解放してあげるためにも、体を緩める意識を大切にしましょう。

股関節を大きく開き
脂肪が燃えやすい体を作る

"全身の筋肉を使い
基礎代謝をアップし
脂肪を燃焼！"

1 両方のヒザを床に着け、爪先を立てて、その上にお尻をのせます。背筋をまっすぐに伸ばして、肩の力を抜き、呼吸を整えましょう。

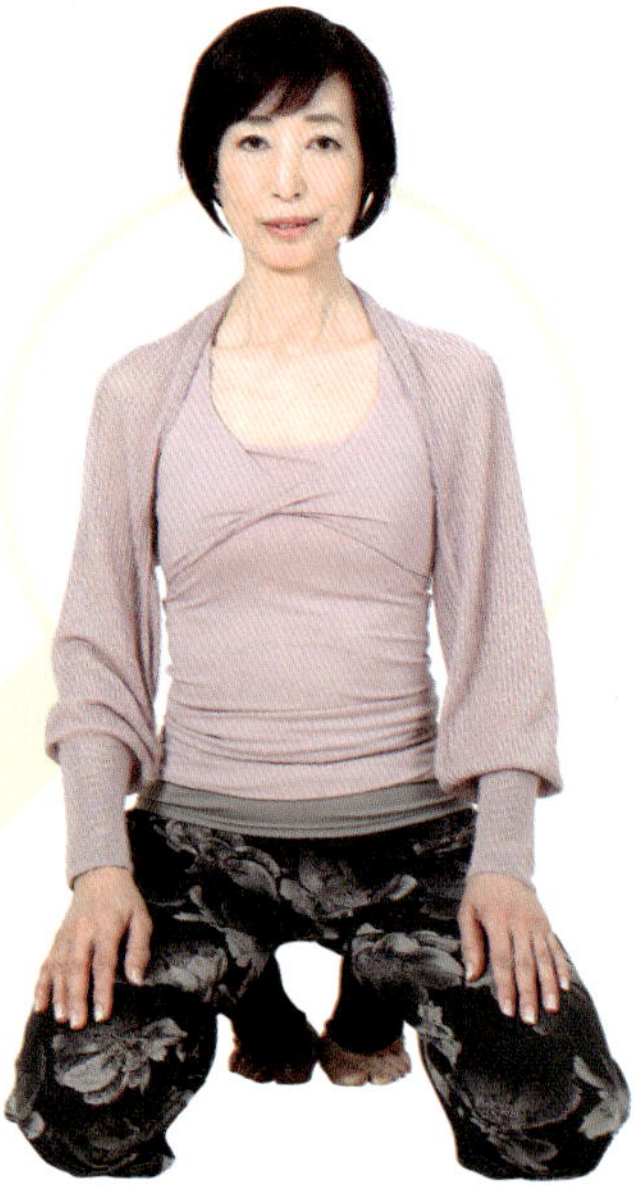

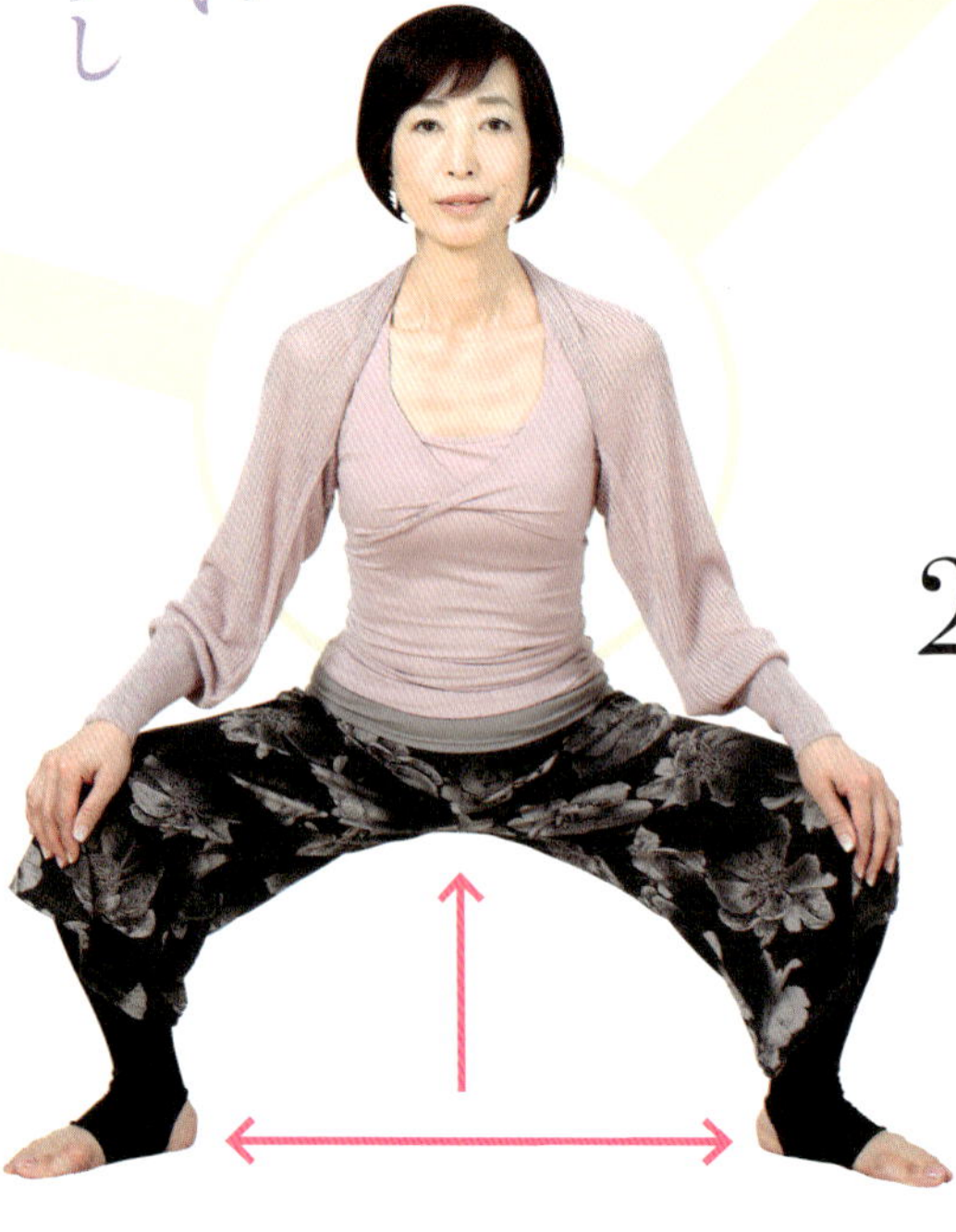

2 両足を腰幅より広めに開き、爪先はヒザと同じ方向に向けます。手をヒザの上に置き、ヒザが直角になる所で腰をキープします。

「美」への効果

・基礎代謝がアップし脂肪が燃えやすい体になる。

「健康」への効果

・内臓の活性化。
・足腰が強化され下半身の血行がよくなる。

上手に行うコツ

上半身の力は抜いて、リラックスしながら行いましょう。また、背筋を伸ばし、骨盤を立てるようなイメージで腰を真っすぐにするのがポイントです。

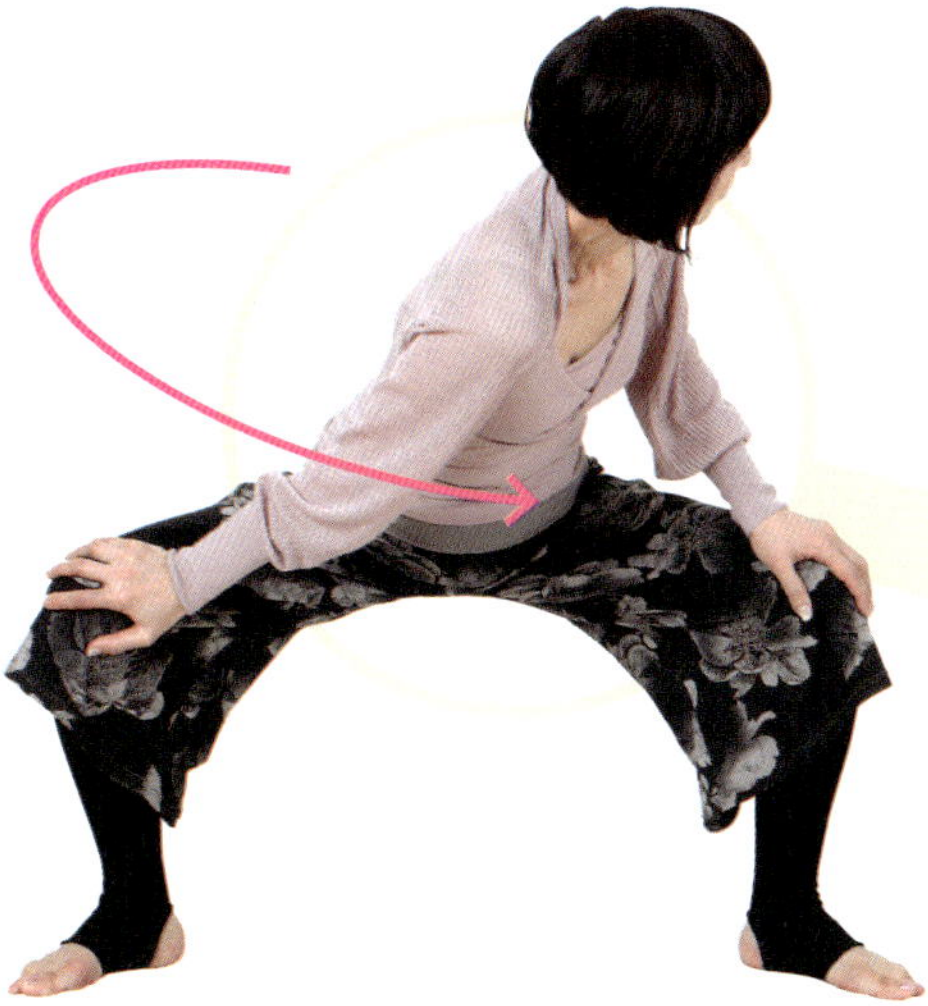

3 ゆっくりと両肩を回して、上体をねじります。このまま5秒キープ。ゆっくり元に戻したら、逆も同じようにねじります。

”四股“の動きで脂肪を燃焼！

このストレッチは、力士が行う“四股”の動きに似ています。ダイエットにも効果があると言われる四股。その理由は、体の中心軸を意識しながら腰を落とすので、全身の筋肉を使うからです。また、股関節を大きく開くため、基礎代謝がアップし、脂肪が燃えやすい体にもなります。ちょっとした時間にこの動きを行って、脂肪を燃焼させましょう！

全身の筋肉を伸ばして胸腺などの内分泌腺を強化する

”内分泌腺を強化することで体の持つ復元力も高まる“

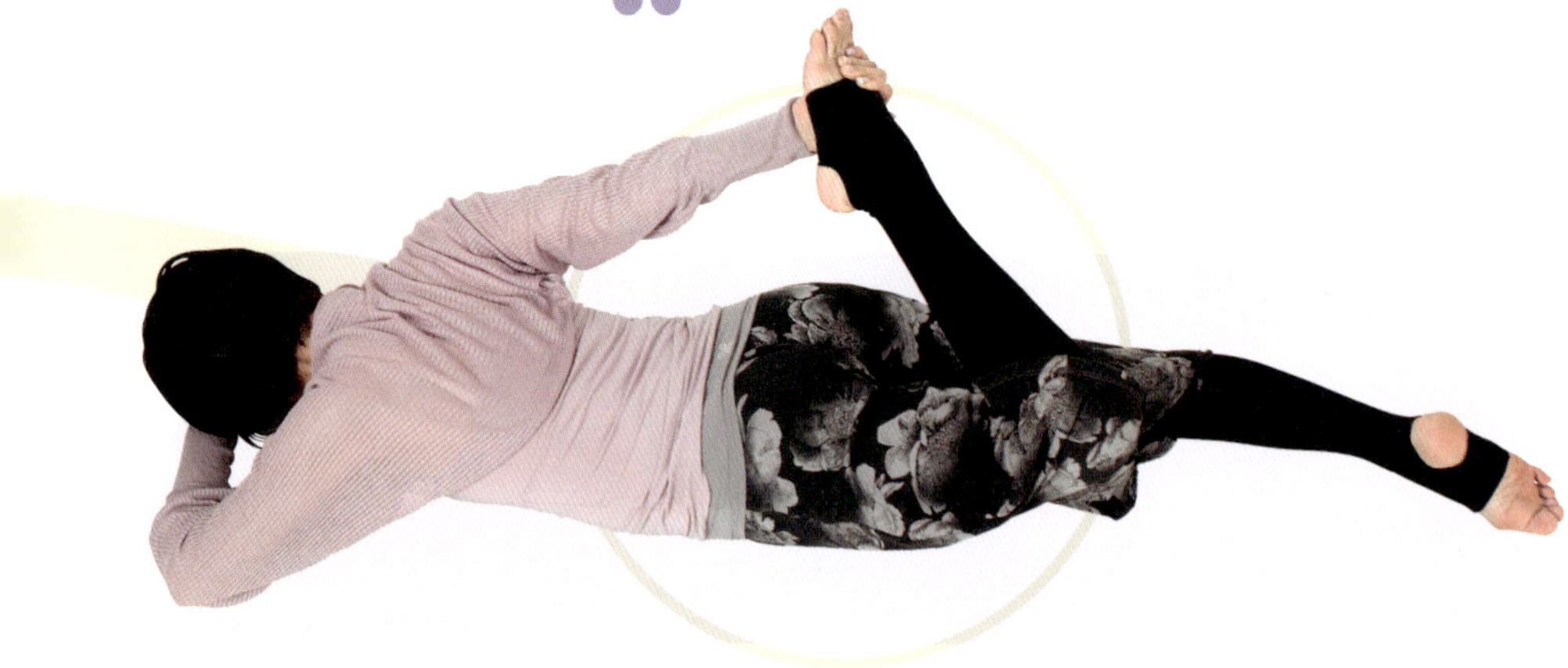

1 うつ伏せになり、片方のヒジを曲げ、手の甲に額をのせます。ヒジを曲げている側のヒザを曲げ、もう片方の手で足首を持ち、弓の弦のように足を上げます。曲げていないほうの足は真っすぐに伸ばしましょう。

「美」への効果

・姿勢改善。

・胸が広がり心を明るく積極的にする。

「健康」への効果

・甲状腺や胸腺などの内分泌腺が強化され健康の復元力が高まる。

上手に行うコツ

このストレッチは、頭・肩・胸・腰・手足など全身の筋肉を伸ばし、血流をよくするので、力まず気持ちよく体が伸びるのを感じるようにするのがコツ。

2 上げている足を下ろし、胸が天井を向くように体を開きます。伸びていた足は、ヒザを曲げて足先を床に着きます。額をのせていた手も開きます。アゴを軽く突き出し、胸を反らせ3呼吸。反対側も行いましょう。

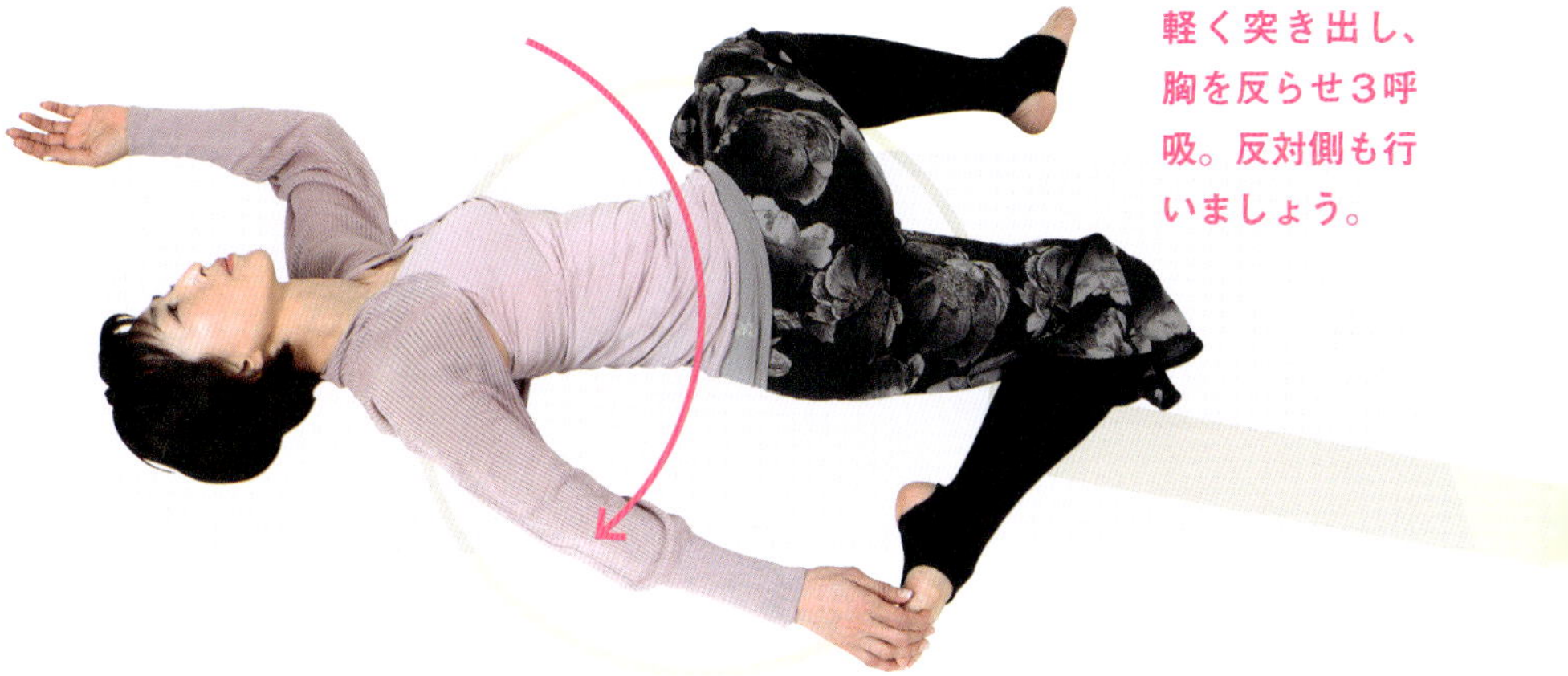

体が疲れたら内分泌腺を強化しよう

内分泌腺とは、分泌物（ホルモン）を血液や体液、リンパ中に放出する腺のこと。このストレッチを行うことで、甲状腺や胸腺、副腎、性腺などが強化されます。例えば、甲状腺ホルモンは新陳代謝を活発にし、胸腺ホルモンは免疫力を高める役割を持っています。疲れを感じたら、このストレッチを行って、体の復元力を高めましょう。

体が
きれいになる
コラム

1

体のデトックスに最適 "コンニャク温湿布"で肝臓と腎臓を温めよう

人が活動するためのエネルギーを供給している肝臓、一方、老廃物で汚れた血液をきれいにしているのが腎臓です。どちらも重要な生命力の源であり、体に若さと潤いを与えてくれるとても大切な臓器です。

この2つの臓器を活性化させるのにおすすめなのが「コンニャク温湿布」。全身の浄化槽である肝臓と腎臓をコンニャクで温めると、体の芯からじんわりと温まり、体全体の血行をよくしてくれます。その結果、毒素や老廃物が流れ出て、利尿や便通がスムーズに。全身の調子が整います。

コンニャク温湿布のやり方

用意するもの ▶ コンニャク —— 2丁
鍋
タオル ———— 2～3枚

1 鍋で15分煮たコンニャク2丁を2～3枚のタオルを使用し、巻きます。

2 コンニャク温湿布を下腹(丹田)と右ワキ腹(肝臓)に当て、30分程度置きます。

3 1時間は温かいので、同じコンニャクのタオルを1枚はがして、腰のあたり(腎臓)に当て、30分程度置きます。

4 使用後、コンニャクは水の入った容器に入れ冷蔵庫で保管しましょう。小さくなるまで繰り返し使えます。

コンニャク温湿布で温める場所

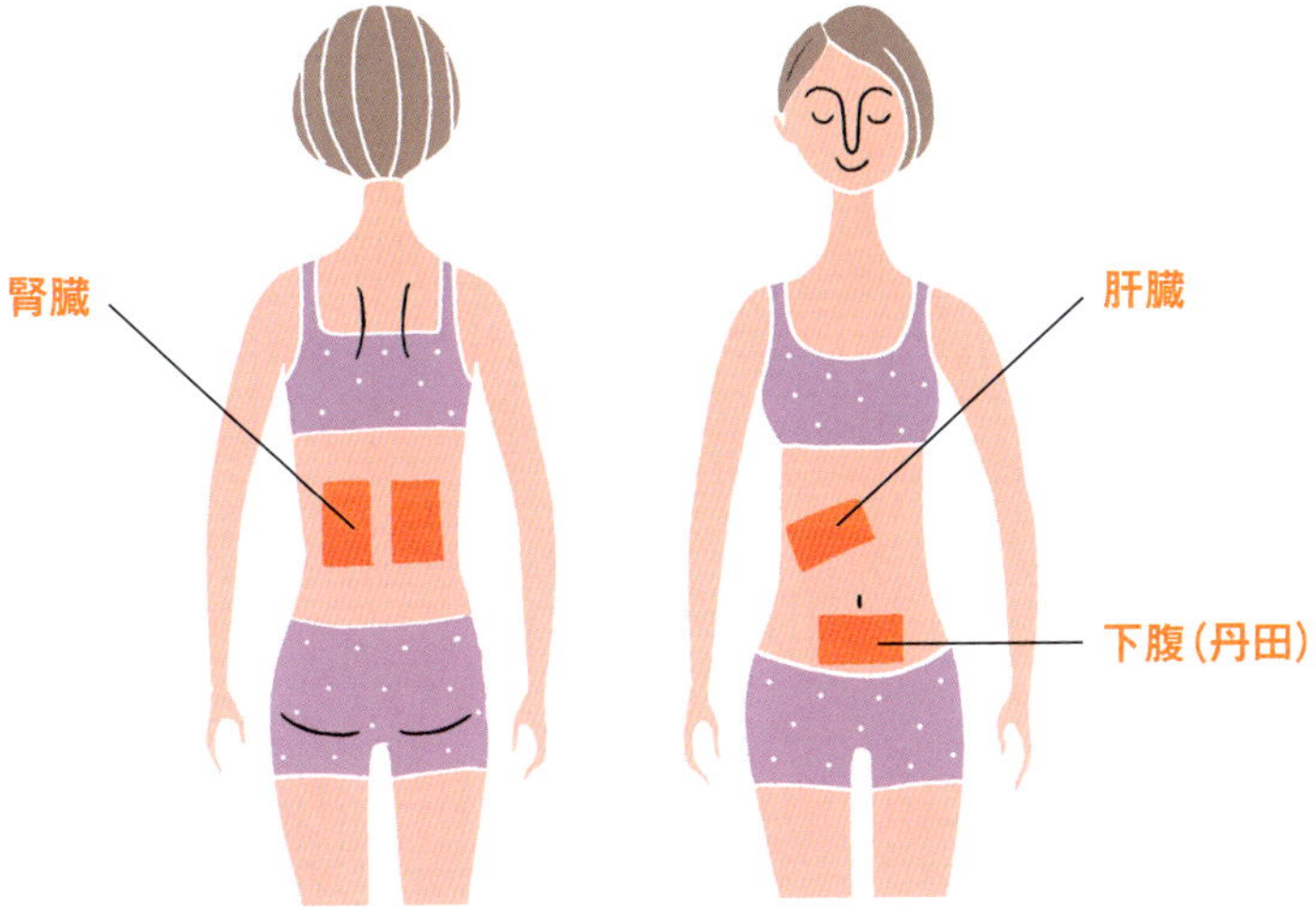

薬草風呂で腰湯をして全身の新陳代謝を促そう

足と腰をよく温めよう

毛細血管が集中している「足」と、大切な神経が集まっている「腰」をしっかりと温めることで、それぞれの働きがより活発になります。

腰湯は、全身の新陳代謝を促し、毒素や老廃物を体内から排出する有効な手段。効果的なのは、足と腰だけをお湯につける方法。湯船にヒザを立てて座るなど、工夫して入ります。なるべく熱めのお湯に入ることがおすすめ。デトックスのためにも、無理のない範囲でお湯の温度を上げましょう。

冬の場合は、上半身だけTシャツなどを着て入り、全身から汗が出るようになったら脱ぐようにします。お湯の中にビワの葉や、ヨモギなど干した野草を煮出した汁を入れ、薬草風呂にして入るとさらによく温まり、効果的。

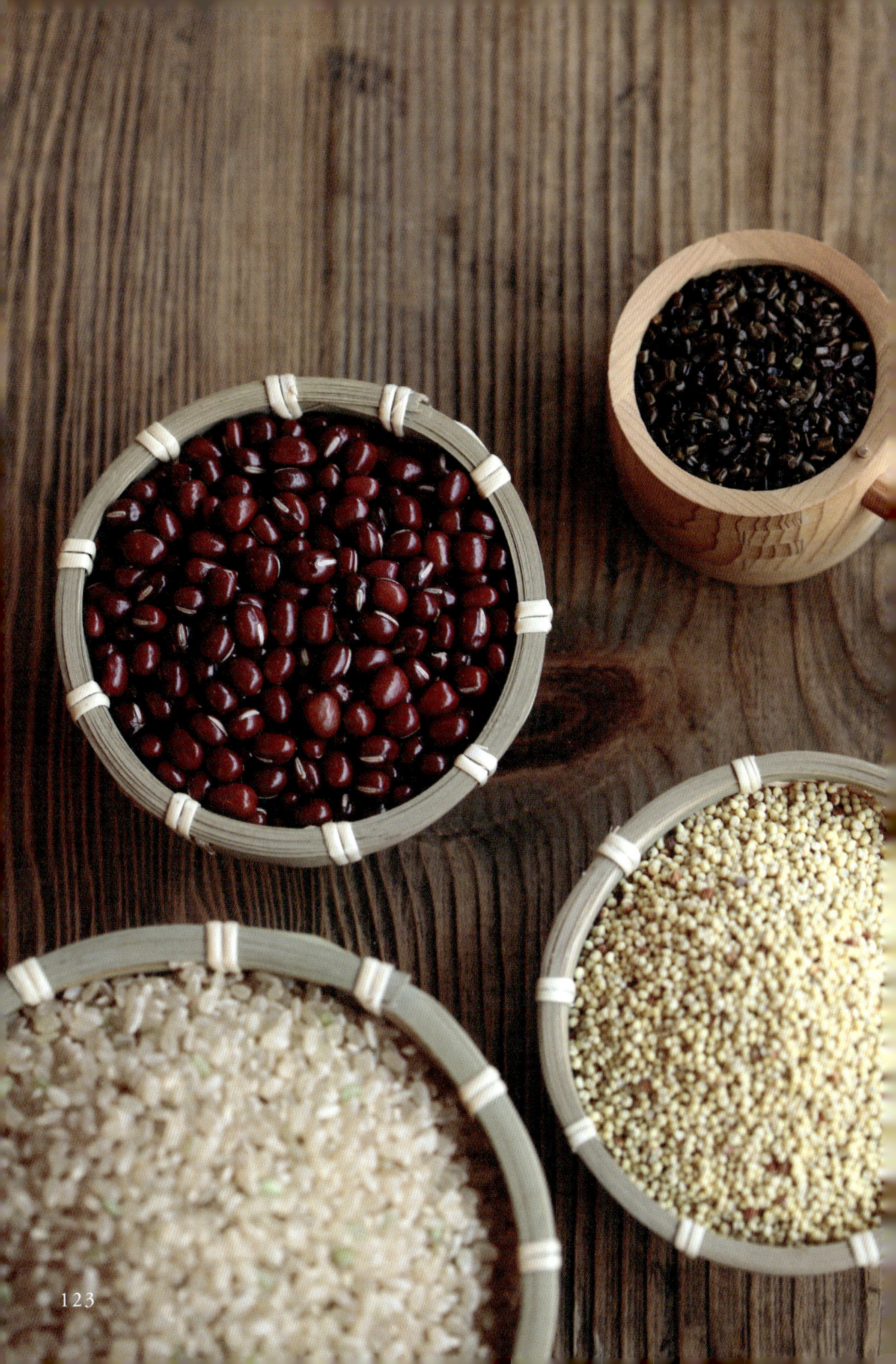

おわりに

朝から雪が降りしきる2月のある日、季刊雑誌の対談取材がありました。交通機関の乱れで、定刻になってもメンバーがそろわず、1時間ほど編集者の方と雑談する時間がありました。食事や運動のこと、日ごろ気にかけていることなどを話す中で、その大切さに共感していただき、今回の出版の話を頂戴する運びとなりました。

『サムシング・グレート』。筑波大学名誉教授・村上和夫先生が創られた、私の好きな言葉です。「大いなる偉大な力」を、誰もが自分自身の中に持っています。

可能性の扉は無限です。「うれしい・楽しい・感謝」の気持ちを忘れずに日々を過ごせば、健康や美しさを手に入れるための扉も次々と現れるでしょう。私もまだまだ発展途上です。新しい扉を開く日々を楽しみながら、健やかに歳を重ねてまいりたいと願っています。

最後に、一主婦が本を出すには、周囲の方々の励ましが大きな支えとなりました。その方々の協力がなければ、この本の出版は実現できませんでした。これまでの人生で出会ったすべての方々、そして愛する家族に心から感謝します。

長田一美

BLUE LOTUS PUBLISHING

この本と出会った皆様へ

ブルーロータスパブリッシングは
東京・東日本橋にあるLotus8（ロータスエイト）という
ヨガのスタジオや大人のためのアカデミーを運営していたり
本や雑誌を作っていたりする会社から生まれた出版社。
ブルーロータスとは睡蓮の名前。
この花は古来エジプトやインドでも
女性を癒す聖なる蓮として親しまれてきました。

私たちの思いは、このブルーロータスのように
人々の心と体をととのえ、さまざまなストレスをなくしていく
お手伝いをすること。
ブルーロータスの本は、お気に入りのお部屋や
本棚にずっと置いておきたい、シンプルで
少しオシャレで優しいたたずまいです。

私たちの作ったこの本が
あなたの疲れや悩みや不安を取り除き
イキイキ、キラキラとしたオーラをもたらし
内側から微笑むことのできる
自分らしいあなたへと
導いていく本でありますように。

ブルーロータスパブリッシング

Lotus8

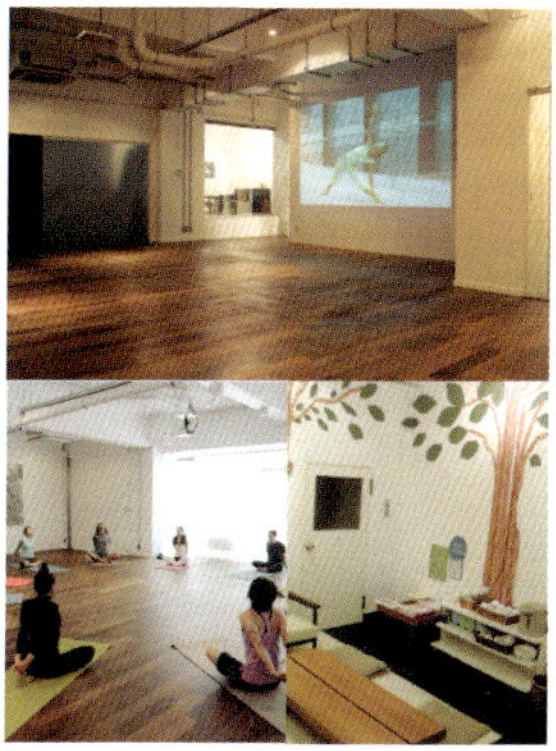

訪れる人をハッピーにするヨガスタジオ
東京・東日本橋『Studio+Lotus8』

http://www.lotus8.co.jp

問屋街の古い倉庫ビルをリノベーションして造られたビルにあるヨガスタジオ。まるでＮＹのブルックリンなどにいるような感覚にさせてくれる。日本の最高峰のヨガ指導者が、また今を代表するヨガインストラクターが、さらには世界中から超有名なヨガの先生達が訪れます。初心者から上級者までいろいろなクラスがあり、多くのヨガの種類を楽しめるヨガスタジオです。

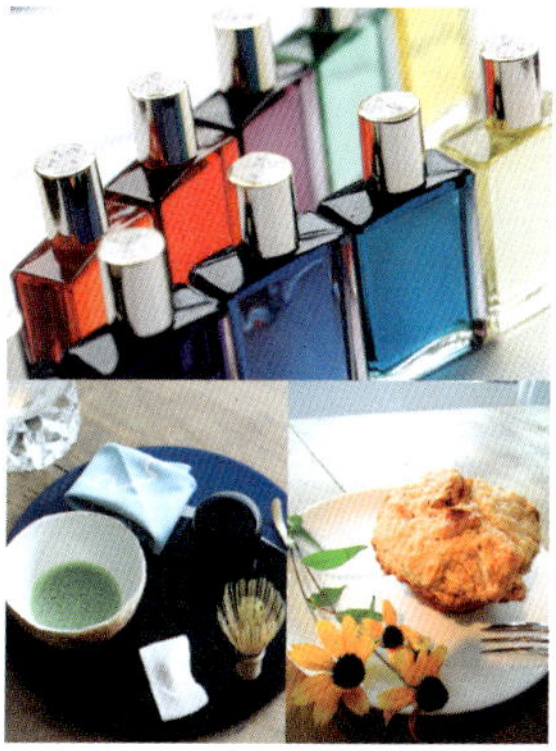

豊かに生きる感性と知識を学ぶ
『ロータスエイトアカデミー』

http://www.lotus8.co.jp/academy

心と体のための学びの講座が開催されています。ホリスティックな知識、今をイキイキと生きるための知恵を学ぶ、多彩な講座があります。自分磨きに最適な内容です。深澤里奈先生の心が豊かになる茶の湯の旅「tea journey」クラスをはじめ、「グリーンスムージー」、「干し野菜」などの食のクラスや、占いや、スピリチュアルのクラスも行っています。

南仏プロヴァンス風のフリースペース
『ハスハチキッチン』

http://www.hasu8.com

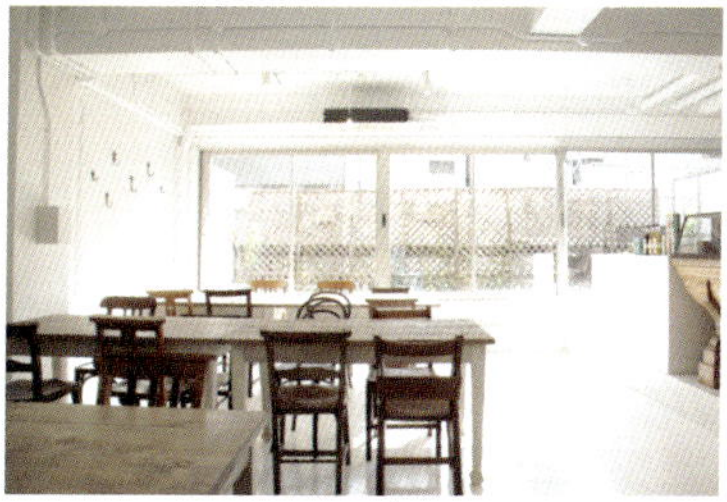

ヨガスタジオのあるリノベーションビルの５階に南仏のカフェを彷彿とさせるオープンキッチンのレンタルスペースです。以前はオーガニックカフェで、現在はさまざまな展示会や撮影スペースとして、また仲間のみの飲食会などに使用されています。なかなか他にはない、心地のいい空間です。

Studio+Lotus8

オーガニックレストラン
ハスハチキッチン

スタジオロータスエイト／アカデミー／ハスハチキッチン
東京都中央区東日本橋 3-3-17　Re-Know ビル１Ｆ＆５Ｆ
☎ 03-6825-6888（スタジオ＆アカデミー）
☎ 03-6826-8889（キッチン）

長田一美 Utsumi Osada

おさだうつみ。NPO法人国際ヨガ協会師範代。さがみ野支部支部長。インド政府公認ヨガセラピスト。バッチ財団登録プラクティショナー。現在、読売・日本テレビ文化センター恵比寿／川崎、他8つの教室で指導を行う。自治体主催の講座も開いている。

企画・構成	株式会社Lotus8
編集	大嶋朋子（Lotus8）
	石黒真有美
編集補助	松山冴里（Lotus8）
装丁	細山田光宣／鈴木あづさ（細山田デザイン事務所）
デザイン	津釜華枝
写真	中島聡美／岩田花恵（P46-65）
ヘアメイク	成田幸代
営業	飯田朗（BLUE LOTUS PUBLISHING）
校正	里山絵梨
イラスト	花島ゆき
印刷担当	今野健一朗（三共グラフィック株式会社）
衣装協力	チャコット

実年齢を信じてもらえないほど
きれいな人になる方法

2012年 7月1日　初版発行
2013年 11月1日　初版第5刷発行

著者　長田一美
発行者　橋村伸也
編集人　大嶋朋子

発行　ブルーロータスパブリッシング株式会社
〒103-0004　東京都中央区東日本橋3-4-6 ICA3ビル3F
http://www.bluelotus-publishing.com/
●本の内容に関するお問い合わせ先
電話 03-5614-6830（代表）　ファックス 03-5614-6821

発売　株式会社インプレスコミュニケーションズ
〒102-0075　東京都千代田区三番町20
●書店及び取次様のお問い合わせ先
電話 03-5275-2442　ファックス 03-5275-2444
●乱丁本、落丁本のお取替えに関するお問い合わせ先
インプレスコミュニケーションズ　カスタマーセンター
電話 03-5275-9051　ファックス 03-5275-2443

印刷所　三共グラフィック株式会社

ISBN978-4-8443-7507-4